上消化道非肿瘤性息肉的内镜表现和病理学表现

日本《胃与肠》编委会　编著

《胃与肠》翻译委员会　译

辽宁科学技术出版社

·沈阳·

Authorized translation from the Japanese Journal, entitled
胃と腸 第56巻 第6号
上部消化管非腫瘍性ポリープの内視鏡所見と病理所見
ISSN: 0536-2180
編集:「胃と腸」編集委員会
協力:早期胃癌研究会
Published by Igaku-Shoin LTD., Tokyo Copyright © 2021

版权所有・翻印必究

图书在版编目(CIP)数据

上消化道非肿瘤性息肉的内镜表现和病理学表现/日本《胃与肠》编委会编著;《胃与肠》翻译委员会译. —沈阳:辽宁科学技术出版社,2023.6
ISBN 978-7-5591-2945-1

Ⅰ.①上… Ⅱ.①日… ②胃… Ⅲ.①消化系统疾病—息肉—内窥镜检②消化系统疾病—息肉—病理学 Ⅳ.①R570.4② R570.2

中国国家版本馆CIP数据核字(2023)第045928号

出版发行:辽宁科学技术出版社
　　　　　(地址:沈阳市和平区十一纬路25号　邮编:110003)
印 刷 者:辽宁新华印务有限公司
经 销 者:各地新华书店
幅面尺寸:182 mm×257 mm
印　　张:6
字　　数:140千字
出版时间:2023 年 6 月第 1 版
印刷时间:2023 年 6 月第 1 次印刷
责任编辑:卢山秀
封面设计:袁　舒
版式设计:袁　舒
责任校对:黄跃成

书　　号:ISBN 978-7-5591-2945-1
定　　价:98.00元

编辑电话:024-23284363
E-mail:lkbjlsx@163.com
邮购热线:024-23284502
《胃与肠》官方微信:15640547725

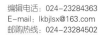

目 录

关于上消化道非肿瘤性息肉

二村 聪[1]

关键词 息肉 局限性隆起 非肿瘤性 肿瘤性 带蒂

[1] 福冈大学筑紫病院病理部·病理诊断科 〒818-8502 筑紫野市俗明院 1 丁目 1-1

希望掌握有助于切实诊断发生于上消化道的非肿瘤性息肉的方法，希望有坚实的根据来鉴别息肉——笔者猜想，大概许多读者都是怀着这样的心情来买这本书的。确实，如果能亲眼发现、摘除所有种类/组织类型的息肉，并将其组织病理学表现深刻地保留在记忆中的话，息肉的鉴别诊断或许就会变得容易了。但是，在日常诊疗中遇到的息肉的种类是有限的。也就是说，自己能够遇到的息肉的种类是有限的。例如，读者们大概是把炎性纤维样息肉（inflammatory fibroid polyp，IFP）和化脓性肉芽肿（pyogenic granuloma）作为"遇到的概率很低（不太常见）的息肉"来认识的。另一方面，读者们应该是把胃底腺息肉和增生性息肉作为"遇到的概率很高（常见）的息肉"来认识的。也就是说，我们根据自身的经验来判断是"常见的""特别的""罕见的"还是"稀有的"。虽然知道其名称，但没遇到过的息肉恐怕不止一两种。

因此，本书特别针对发生于上消化道的非肿瘤性息肉进行了策划，不仅收录了关于其好发部位、病理和组织发生的论文，还可以帮助读者总揽其内镜表现和组织病理学表现的要点。不用说，判断为非肿瘤性病变的行为，也就是排除肿瘤性病变的行为。在这种鉴别诊断中，需要判断材料和判断标准。也就是说，需要适当的判断根据。在诊疗现场，经常要求鉴别是肿瘤还是非肿瘤，当判断严重失误时，有时会导致过度治疗和医疗事故。因此，为了做出正确的诊断，预先深刻理解必要的表现（判断材料）和值得信赖的客观标准（判断标准）是极为重要的。并且，必须事先熟知这种息肉的临床特征，例如 IFP 在胃中好发于幽门腺区（前庭部）等。

本书的最终目标是深化与发生于食管、胃、十二指肠各部的肿瘤性息肉的鉴别诊断有关的内镜表现和组织病理学表现的理解。在发生于同一部位的非肿瘤性息肉中，就**表 1**中提到的组织类型，将分别从内镜诊断和病理学诊断的角度来阐释有用的要点。因为其中也包括了极为罕见的组织类型，可以预见在收集展示资料的过程中将会非常辛苦和困难，但非常期待各位执笔者的力作。另外，由于篇幅所限，这次不得不略去了关于息肉综合征和扁平隆起性病变的论文，但仍希望本书会成为有助于唤醒诸位读者对即将遗忘的病例的记忆和进行知识交流/整理的指南。

最后，我想记述一下作为本书关键词的"息肉"的定义。首先，息肉（英语 polyp、德语 Polyp、法语 polype）被定义为"黏膜上的肉眼可见的局限性隆起的总称"，是与其组织构成成分无关的、只是对肉眼形态的称呼。在历史上，也许是受到德国病理学家 Max Perls（1843—1881）所著的《病理学总论》中原图的影响，

表1 非肿瘤性上消化道息肉的组织类型

食管（包括食管胃结合部）
化脓性肉芽肿（pyogenic granuloma）
纤维血管性息肉（fibrovascular polyp）
炎性纤维样息肉（inflammatory fibroid polyp）
反流性食管胃息肉（reflux gastroesophageal polyp）［炎性食管胃结合部息肉（inflammatory esophagogastric polyp）］
胃
胃底腺息肉（fundic gland polyp）
（小凹）增生性息肉［（foveolar-）hyperplastic polyp］
Peutz-Jeghers型息肉（错构瘤性内翻性息肉）［Peutz-Jeghers polyp（hamartomatous inverted polyp）］［所谓的异位胃肠腺息肉（so-called heterotopic gastrointestinal gland polyp）］
异位胰腺（heterotopic pancreas）
炎性纤维样息肉（inflammatory fibroid polyp）
十二指肠
增生性息肉（hyperplastic polyp）
Brunner腺增生（Brunner gland hyperplasia）
Peutz-Jeghers型息肉（Peutz-Jeghers polyp）
异位胰腺（heterotopic pancreas）
炎性纤维样息肉（inflammatory fibroid polyp）

笔者注：本书从执笔对象中除去了息肉综合征（polyposis syndrome）和扁平隆起性病变。

有明显的趋势是指带蒂的病变。事实上，在深受德国医学影响的日本，对于"polyp"这一专业术语，长期以来一直在使用容易让人联想到蘑菇形态的"蘑菇瘤"和"息肉"这样的汉字。但是，经过临床专业和病理专业学者的多次讨论之后，也容许将几乎没有蒂的（无蒂性的）病变以及二者之间的（亚蒂性的）病变包括在"息肉"的范畴之内，最终作为对于从黏膜面突出的病变的总称，"隆起性病变（polypoid lesion）"这一术语逐渐被广泛使用。并且，与该病变的组织类型无关，即无论是肿瘤性还是非肿瘤性、上皮性还是非上皮性均可以，形成了这一默认的共识，直至今日。另外，关于隆起性病变的英文表述，为了避免对息肉的意思/内容的解释的混乱，推荐使用protruding lesion或elevated lesion。关于其详细内容，请参考《消化系统内镜用语集（第4版）》（日本消化系统内镜学会用语委员会编）。顺便说一下，"息肉"来源于希腊语，本来是"多足"的意思。学者们可能是为了寻求与无脊椎动物水螅的触手在形态上的相似性，但目前对此还不能确定。

食管非肿瘤性息肉的内镜表现

平泽 大[1]
五十岚 公洋
名和田 义高
田中 由佳里
田中 一平
伊藤 聪司
富樫 纯一
铃木 隆太
新井田 憩
齐藤 宏章
岩屋 梨绘
阿部 洋子
铃木 宪次郎
奥园 彻
中堀 昌人
松田 知己

摘要●包括文献分析在内本文对食管非肿瘤性息肉进行了阐释。化脓性肉芽肿（PG）是发红的隆起性病变，多伴有白苔，有时并发溃疡（炎症被认为是其成因，在短期内增大或缩小）。纤维血管性息肉（FVP）是发生于咽部至颈部食管，具有基部的香肠样巨大带蒂息肉。一般认为是缺乏支持组织的黏膜通过蠕动等被牵拉而逐渐增大，表面被正常的鳞状上皮所覆盖，有时并发溃疡。炎性纤维样息肉（IFP）的好发部位是食管胃结合部，呈被正常黏膜所覆盖的SMT样，随着增大而呈带蒂、糜烂、溃疡等表现。食管胃结合部炎性息肉（IEGP）是见于食管胃结合部的、以炎症为背景的增生性息肉。其表面是比较整齐的绒毛结构，有的部位被鳞状上皮所覆盖。通过给予质子泵抑制剂（PPI），IEGP有缩小和消退的情况。

关键词 化脓性肉芽肿（PG） 纤维血管性息肉（FVP）炎性纤维样息肉（IFP） 炎性食管胃结合部息肉（IEGP）食管

[1] 仙台厚生病院消化器内科 〒980-0873 仙台市青葉区広瀬町 4-15
E-mail : hirasawa@sendai-kousei-hospital.jp

前言

非肿瘤性息肉是在胃、十二指肠和大肠等消化道器官常见的疾病，但食管发生非肿瘤性息肉的概率极低。虽然有时能遇到发生于食管胃结合部（esophagogastric junction，EGJ）的炎性息肉，但其他非肿瘤性息肉极为少见。作为罕见的非肿瘤性息肉，在本文中提出化脓性肉芽肿（pyogenic granuloma，PG）、纤维血管性息肉（fibrovascular polyp，FVP）、炎性纤维样息肉（inflammatory fibroid polyp，IFP）、炎性食管胃结合部息肉（inflammatory esophagogastric polyp，IEGP）等几种，根据文献分析，就其内镜特征和临床表现进行阐释。

化脓性肉芽肿（PG）

PG 是好发于皮肤和口腔黏膜的良性肿瘤，发生于消化道的非常罕见。在消化道中以发生于食管的最多，其次是小肠、大肠、胃和十二指肠。通过检索《医学中央杂志》数据库和 PubMed 发现，截至 2020 年关于食管 PG 的报道为 31 例（**表 1**）。

发病年龄的中位数为 65 岁（15～80 多岁），男女比例为 24：7，好发于男性。症状为吞咽困难 9 例（29.0%）、胃灼热 2 例（6.5%）等，无症状者最多，为 13 例（41.9%）。特别是在

表1 关于PG的报道病例（1995—2020年）

报道者	报道年份	年龄/岁	性别	症状	部位	病变径/cm	形态	治疗
Craig等	1995	31	M	吞咽困难	Mt	$25 \times 22 \times 0.3$	亚蒂性	息肉切除
井廻等	1997	70	F	无症状	Ut	10×10	亚蒂性	息肉切除
井廻等	1997	52	F	吞咽时不适感	Mt	5×4	亚蒂性	息肉切除
真锅等	1998	45	M	咽部不适感	Ce	15	亚蒂性	自然脱落
星野等	1998	68	M	吞咽时不适感	Ce	8×7	带蒂	息肉切除
横峰等	2001	66	F	胃灼热	EGJ	8×6	亚蒂性	息肉切除
横峰等	2001	53	M	胃灼热	Mt	12×6	亚蒂性	自然脱落
泷泽等	2002	74	F	无症状	Lt	15	带蒂	息肉切除
山根等	2003	64	M	吞咽时不适感	Ce		带蒂	息肉切除
井上等	2003	61	F	剑突下痛	Mt	15×8	亚蒂性	EMR
Okada等	2003	56	M	胸部不适感	Mt	8	隆起性病变	息肉切除
新井等	2006	69	M	吞咽时哽噎感	Ut	30×15	亚蒂性	息肉切除
Tajika等	2006	63	M	无症状	Lt	$12 \times 15 \times 7$	亚蒂性	息肉切除
小泽等	2007	68	M	无症状	Ut	12×10	亚蒂性	EMR
Hoekstra等	2007	15	M	呕吐，体重减轻	Lt		带蒂	息肉切除
太田等	2008	60	M	通过障碍	Ut（Anast）	12	亚蒂性	息肉切除
石井等	2008	56	M	胸部不适感	EGJ	8	亚蒂性	EMR
浅川等	2009	61	M	吞咽时哽噎感	Mt	15	隆起性病变	EMR
三谷等	2012	73	M	无症状	Mt	20	带蒂	自然脱落
Saito等	2013	69	M	无症状	Mt	5×5	亚蒂性	EMR
池谷等	2013	60多	M	剑突下痛	Lt	18×9	带蒂	息肉切除
平野等	2013	66	F	吞咽时不适感	Mt	20	亚蒂性	ESD
大林等	2013	60多	F	无症状	Lt	8	亚蒂性	ESD
Seoung等	2013	58	M	无症状	Lt	10	亚蒂性	EMR
Seoung等	2013	54	M	无症状	Mt	5	亚蒂性	EMR
永原等	2015	74	M	无症状	Lt	10	亚蒂性	ESD
Iwamuro等	2015	78	M	无症状	Mt	10	亚蒂性	自然缩小
蜂巢等	2015	62	M	无症状	Ut	20	有蒂性	自然消退
Suarez-Zamora等	2018	66	M	胸痛	Lt	28×15	亚蒂性	息肉切除
Estifan等	2019	80	M	吞咽困难	Ut	10	隆起性病变	EMR
丸山等	2020	80多	M	无症状	Mt	5	亚蒂性	自然消退

EGJ：esophagogastric junction，食管胃结合部；EMR：endoscopic mucosal resection，内镜下黏膜切除术；ESD：endoscopic submucosal dissection，内镜黏膜下剥离术。

2012年以后的近些年，13例中有9例（69.2%）为无症状者，随着内镜检查的普及，推测偶发性发现的情况会增多。发生部位之间的比例关系〔食管上段（Ce·Ut）∶食管中段（Mt）∶食管下段（Lt·EGJ）〕为9∶12∶10，未见一定的趋势。

内镜特征为发红的隆起性病变，几乎在所有病例的隆起部均附着有白苔（**图1**），常常并发溃疡。PG在较早的阶段形成隆起，散见有在随访过程中缩小、脱落的报道。也就是说，由于在不同阶段形态会发生显著的变化，因此呈现出黏膜下肿瘤（submucosal tumor，SMT）

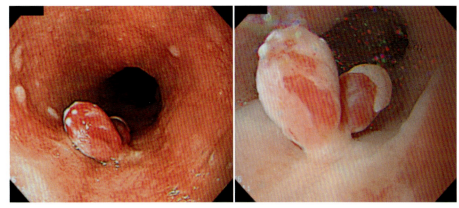

图1 PG的常规内镜像
a 胸部食管上段发红的双头状亚蒂性隆起性病变。
b a的水浸下近距像。为PG的典型内镜表现，发红隆起上附着有白苔。
〔转载自"小沢俊文，他．食管pyogenic granuloma の1例．胃と腸 42：1283–1289，2007"〕

样、并存溃疡或呈带蒂等多种形态是其特征。由于当增大到一定程度后有消退的趋势，病变直径最大也就是3 cm左右。进行放大内镜观察的报道很少，从被正常的上皮所覆盖这一点来看，是作为无结构的黏膜被观察的。在超声内镜检查（endoscopic ultrasonography，EUS）中，回声强度比较均一，呈现等回声~高回声强度。病变的主体在第2~3层，特征是与肌层不连续，据报道EUS作为诊断的线索是有用的。对于鉴别诊断，肿瘤性病变有血管瘤、血管肉瘤、卡波肉瘤、转移性癌、淋巴瘤等，非肿瘤性病变有IFP。

作为治疗方法，过去也有外科切除的例子，但现在如果有症状就接受内镜治疗，如果没有症状也容许随访观察。

纤维血管性息肉（FVP）

FVP是发生于下咽部至颈部食管的、非常罕见的良性疾病。在组织学上被定义为"①纤维组织、②脂肪组织、③血管结构等3种组织混合存在，由正常的食管复层鳞状上皮所覆盖，即使在同一组织内不同部分所构成的组织也有所不同的病变"。虽然在组织病理学上占优势的病变有纤维上皮性息肉、脂肪瘤、纤维瘤、纤维脂肪瘤等，但世界卫生组织（WHO）将这些统称起来定义为FVP。其呈缓慢发育，即使增大也没有发生脱落或缩小的报道，因此一般认为在出现症状之前会大幅发育。因此报道的几乎全都是直径5 cm以上的巨大FVP。

通过检索《医学中央杂志》数据库和PubMed发现，截至2021年3月有100篇以上的报道。其中2015年以后，语言为日语和英语的文献报道有20篇（不包括发生于咽部的病变和混合有脂肪肉瘤成分的病变），其详细情况如**表2**所示。

发病年龄的中位数为57岁（23~85岁），男女比例为13：7。症状方面，有吞咽困难和吞咽时痛等吞咽时症状的为13例（65.0%），占多数。也有由于咳嗽和呕吐等诱因，肿瘤从口腔中咳出的情况（**图2a**），也有报道称有时会引起窒息和意识障碍，有死亡病例和需要急诊手术紧急切开气管的病例，虽说是良性疾病，也要引起注意。

关于病变的发生部位，虽然也有难以准确鉴别是咽部还是食管的报道，但全部病例均是发生于咽部食管接合部区域的附近。Borges等指出，环咽肌上部（Killian's dehiscence）和环咽肌／食管近端的交界区（Laimer-Haeckermann triangle）这两处为好发部位（**图2b**）。据推测，由于缺乏肌肉支持的黏膜在蠕动等运动刺激下引起的反应性增大和长时间缓慢地被牵拉伸展而形成巨大的肿瘤。

内镜特征方面，几乎全部病例均为带蒂性，一般以"香肠样"的样貌为特征（**图2**）。除此之外，被描述为"白色的巨大息肉""SMT"。由于息肉大多被正常黏膜所覆盖，占据着整个食管，因此通过内镜检查很难掌握其全貌，大

表2 关于FVP的报道病例（2015年以后）

报道者	报道年份	年龄/岁	性别	症状	部位	病变径/cm	形态	治疗
吉井等	2015	31	M	吞咽困难	颈部食管	27×7×3.5	表面正常，内部结节状	外科切除
皆川等	2016	68	M	咽部不适感	食管上段	1.5×3.5	带蒂，SMT样	内镜切除
Sestini等	2016	70	M	吞咽困难	食管上段	15	增生变化波动正常黏膜	外科切除
Lobo等	2016	58	F	咽喉痛，吞咽时痛，吞咽困难		6.5×3.2.0.8	带蒂	经口切除A
Li等	2016	50	M	吞咽困难，肿瘤从口腔脱出	颈部食管	18×6	带蒂	内镜切除
Ansaloni等	2016	54	M	无症状	颈部食管	8.9×15.8×23.4	—	外科切除
Ongkasuwan等	2017	59	F	窒息，肿瘤从口腔脱出		5×2		外科切除
Ongkasuwan等	2017	67	M	窒息，肿瘤从口腔脱出	咽下部~食管上段	6.2×1.8	光滑的息肉状	外科切除
Ward等	2018	62	F	吞咽困难	食管上段	16×3和7×3	带蒂	内镜切除
Cockbain等	2017	55	M	吞咽时痛，吞咽困难，唾液反流	颈部食管	15×6×3	带蒂	外科切除
Cockbain等	2017	56	M	吞咽困难，胸部痛	食管	—	金合欢样	外科切除
Cockbain等	2017	74	M	吞咽困难	食管	11×6×4	长块状	内镜切除
Mana等	2019	42	M	胃灼热，吞咽困难	食管上段	8×12×4.5	巨大息肉	经口切除B
Endara等	2019	42	M	窒息，吞咽困难	咽下部~食管上段	8×2×1	白色，SMT样，并存溃疡	外科切除
Pinto等	2019	23	F	吞咽困难，体重减轻	食管上段	20		经口切除B
山崎等	2020	70	F	意识丧失	颈部食管	8×2	带蒂	内镜切除
Acar等	2020	58	F	咽喉痛，吞咽困难	近端食管	6.5×3.2×0.8		经口切除A
Ishikawa等	2020	85	M	窒息感，口腔内肿瘤	咽下部~食管	15	香肠样，SMT，带蒂	经口切除，硬性食管镜
François等	2020	36	F	肿瘤从口腔脱出	颈部食管	6.5×0.5	香肠样，带蒂	内镜切除
Madhusudhan等	2020	38	M	吞咽困难	颈部食管	25×8×3	白色，带蒂	外科切除

外科切除：颈部切开＋咽/食管切开；经口切除A：使用超声凝固刀；经口切除B：使用自动缝合器；SMT：submucosal tumor，黏膜下肿瘤。

多数情况下通过钡餐食管X线造影检查和CT、MRI等检查比较有用。特别是在以确认脂肪成分和血管成分为目的时，CT、MRI和EUS是有用的。由于使用窄带光观察和放大内镜的报道较少，所以目前还不能谈及这些检查的特征性表现，但基本上可以推测是相似于正常黏膜的表现。

关于治疗方法的选择，根据Sestini等的报道，因病变的大小不同而不同，对于1 cm以下的无症状病例，最好是随访观察；对于2 cm以下的带蒂息肉，最好是内镜治疗；对于5 cm以上的病变，最好是经颈部切开的手术方法。但是，因为复发病例的报道很少，笔者认为即使是巨大病变，如果能控制出血风险的话，内镜下剥离切除也是可以的。近年来也见有使用经口超声凝固刀和自动缝合器进行切除的报道。

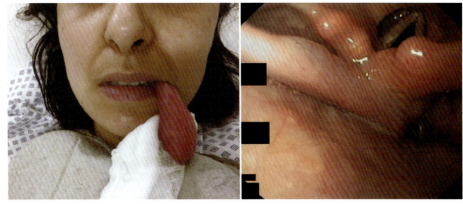

图2 FVP的肉眼表现和常规内镜像
a 肉眼表现。从口腔内吐出来的香肠样的肿瘤。这是在FVP患者中时常可以看到的现象。
b 常规内镜像。在上食管括约肌水平可以确认FVP的基部。
〔转载自 "François S, et al. Giant fibrovascular polyp of the esophagus. Gastrointest Endosc 91: 442–443, 2020"〕

作为鉴别诊断对象，有平滑肌瘤和颗粒细胞瘤等SMT，但FVP比它们更大且带蒂，最主要的特征是较软，所以在内镜下比较容易鉴别。相反，与脂肪瘤和脂肪肉瘤之间的鉴别倒是一个难题。一般来说，FVP被定义为良性的非肿瘤性病变，但在Graham等的研究中，对被诊断为FVP的5例进行了免疫组织化学及分子细胞遗传学检查（MDM2和CDK4），最终诊断全部病例被变更为分化型脂肪肉瘤。其中的1例引起了局部复发，从形态学和分子细胞学的角度来看，FVP可能是脂肪肉瘤的癌前病变。除了本报道以外，也见有通过MDM2的检查，术前诊断从FVP变更为脂肪肉瘤的报道，并且还见有对于FVP的诊断需要认真注意的报道。

炎性纤维样息肉（IFP）

IFP是一种发生于消化道的罕见的良性肿瘤。自从1920年作为息肉样纤维瘤（polyploid fibroma）被报道以来，曾被称为嗜酸性肉芽肿（eosinophilic granuloma）、炎性假瘤（inflammatory pseudotumor）等，但自从1953年Helwig和Ranier将其命名为IFP之后，这个名字就固定下来了。IFP被定义为伴于黏膜固有层及黏膜下炎症的反应性息肉，而关于其病因，有肿瘤学说、过敏学说等，至今仍有争论。IFP的发生脏器在消化道中以胃最多，其次是回肠、结肠、空肠、十二指肠、食管，食管的IFP是非常罕见的疾病。通过检索《医学中央杂志》数据库和PubMed发现，截至2019年，关于食管IFP的报道病例有12例（关于polyploid fibroma和inflammatory pseudotumor的文献报道的除外）。详细情况如**表3**所示。

发病年龄的中位数为59.5岁（5～76岁），男女比例为10∶2，男性发病占压倒性比例。消化系统症状以吞咽困难最多，为6例（50.0%），其次为吐血、前胸部痛、剑突下痛等。发病部位除1例为食管上段外，全部为Lt或EGJ。从图像等来看，记载为Lt的文献中发病部位也几乎都是在食管胃结合部附近。由此可以推测，伴于反流的炎症与其发生有很大关系。病变径最小为1.3 cm，最大为12 cm，中位数为6.3 cm。也发现有经过5个月时间从反流性食管炎的Grade Ⅰ发展到9 cm大小息肉的病例。

内镜表现方面，由于与其组织学表现一样，炎症难以波及黏膜表面，所以多为被正常黏膜所覆盖的SMT样表现，随着病变径的增大，又增加了带蒂和糜烂、溃疡等表现（**图3**）。虽然全无窄带光观察和放大观察的报道，但从其组织学表现推测，在无糜烂和溃疡变化之处可能会有相似于正常黏膜的表现。对3例患者施

表3 关于IFP的报道病例（1989—2019年）

报道者	报道年份	年龄/岁	性别	症状	部位	病变径/cm	形态	治疗
大原等	1989	48	M	上腹部不适感	食管下段（EGJ）	1.6×1.6	白色，表面平滑带蒂	息肉切除
Bosch等	1994	60	M	吐血	食管下段	7.5×6×1	SMT样糜烂纤维蛋白	外科切除
Simmons等	1995	51	M	吞咽困难	食管下段	9	SMT样小溃疡	外科切除
Costa等	2000	76	F	吞咽困难，剑突下痛，前胸部痛	食管下段（EGJ）	6.3×3	SMT样溃疡	外科切除
Solito等	2002	58	M	腹部胀满感	食管下段	5.3×5.3	肿瘤	外科切除
Godey等	2005	76	M	吞咽困难	EGJ	9×4×4	带蒂	外科切除
蒲池等	2008	73	M	腹痛	EGJ	4.5×2.0×2.0	软，梭形正常上皮糜烂	息肉切除
Yamane等	2009	25	M	烧心	EGJ	1.3×1.0×0.7	亚蒂性SMT样糜烂	EMR
Modi等	2013	69	M	吞咽时痛，前胸部痛	食管下段	7×5×4	SMT样隆起	外科切除
Rawashdeh等	2015	59	M	吞咽困难	食管上段	12×4×3	带蒂	外科切除
Adorisio等	2017	5	F	吞咽困难，吐血	食管下段		分叶状肿瘤	外科切除
Oka等	2019	73	M	吞咽困难	EGJ	5	亚蒂性SMT样糜烂	LECS

EGJ：esophagogastric junction，食管胃结合部；EMR：endoscopic mucosal resection，内镜下黏膜切除术；SMT：submucosal tumor，黏膜下肿瘤；LECS：laparoscopy and endoscopy cooperative surgery，腹腔镜和内镜联合手术。

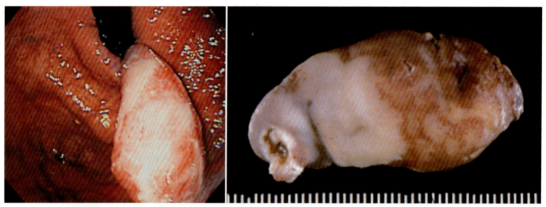

a | b

图3 IFP的常规内镜像和切除标本肉眼观察像
a 典型的食管IFP内镜像。基部在食管胃结合部。被鳞状上皮覆盖，表面可见轻度凹凸和糜烂。
b a的切除标本肉眼观察像。
〔转载自"蒲池紫乃，他. 食管の炎性息肉（inflammatory fibroid polyp）の1例. 胃と腸 43：327-332，2008"〕

行了 EUS，扫查出局限于第2层和第3层的低回声区，观察到与胃的 IFP 相同的特征。EUS 在肿瘤主体的鉴定上很有用，在巨大病变的蒂部鉴定和血流量的测定上也很有用。

关于治疗方法，对3例施行了内镜治疗，对9例施行了外科切除〔包括1例腹腔镜和内镜联合手术（laparoscopy and endoscopy cooperative surgery，LECS）〕。笔者认为，因为是良性疾病，如果没有症状的话并不一定需要治疗。也考虑到炎症的主体是 SM，如果能够控制出血的话，也可以通过内镜进行剥离切除，但也有残余部分再次发育增大的报道，笔者认为这将是今后的研究课题。

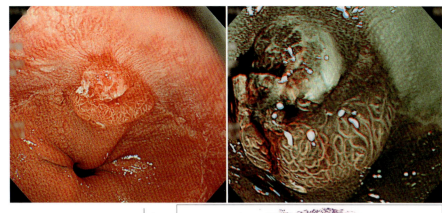

a	b
	c

图4 难以与癌相鉴别的IEGP

a 常规内镜像。在鳞柱交界部（squamo columnar junction, SCJ）的1点钟方向见有隆起性病变。病变的口侧伴有发红的凹陷。

b 窄带成像（narrow band imaging, NBI）放大像。隆起部为比较完整的绒毛样结构。凹陷部为易出血性，无法确认表面微结构。

c 活检的HE染色像。可以观察到伴有重度炎症的鳞状上皮和贲门腺。

食管胃结合部炎性息肉（IEGP）

临床经验方面，在EGJ极少能观察到上皮性的非肿瘤性隆起性病变。但是，对这些病变并没有明确的定义，在使用着假恶性糜烂（pseudomalignant erosion）、食管胃结合部炎性息肉（inflammatory esophagogastric polyp）、食管胃反流性息肉（reflux gastroesophageal polyp）、食管胃结合部息肉（esophagogastric junction polyp）等名称。从论文的发表年份、PubMed检索结果、形态学/组织病理学的特征来看，笔者认为IEGP是最合适的名称。不过，也存在有少量没有明显炎症表现的息肉。据小泽等报道，IEGP的发现率为内镜检查数的0.11%，平均年龄为53.9岁（21～72岁），男女比例为8∶6。

根据背景黏膜的组织结构，IEGP可分为：①源于柱状上皮的；②源于鳞状上皮的；③两者混合的。由于①在组织病理学上是小凹上皮的增生，因此作为发红的隆起性病变被辨识。在许多病变中并存有糜烂和溃疡，约半数病例在胃侧可见到与隆起相连续的皱襞。在窄带成像放大内镜观察中，呈现出比较整齐的绒毛样～脑回样微结构，在炎症部位可以观察到渗出液和肉芽样的表现。②和③的鳞状上皮部分作为白色的隆起被辨识。由于在很多病例中并存有糜烂和溃疡，大多数病例病变部分混合有腺组织，因此绝大部分病例为混合型③。在窄带成像放大内镜观察中，可以观察到正常的鳞状上皮。

IEGP多数情况下伴有糜烂和溃疡，有时很难鉴别良恶性（**图4**）。即使进行了活检，有时也会因炎症的异形性而做出误判性诊断，这一点必须时刻牢记。在炎症严重的情况下，最好是通过使用一个疗程的质子泵抑制剂（proton pump inhibitor, PPI）等，在使炎症平息的情况下进行再次检查（**图5**）。

虽然在无症状的情况下无须治疗，但在伴有胃食管反流病（gastroesophageal reflux disease, GERD）症状的情况下，则需根据症状给予抗酸药。通过给予抗酸药，有时IEGP

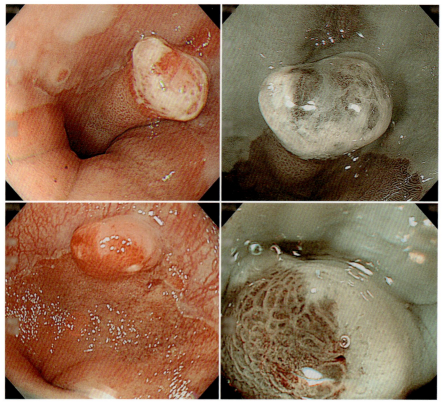

<table>
<tr><td>a</td><td>b</td></tr>
<tr><td>c</td><td>d</td></tr>
</table>

图5 伴有炎症的 IEGP

a 常规内镜像。在SCJ 的1点钟方向见有附着 白苔的隆起性病变。

b NBI放大像。被白苔 所覆盖，无法确认表面 微结构。

c 给予PPI第1个月后 的常规内镜像。白苔基 本消失，病变的口侧被 鳞状上皮所覆盖。

d c的NBI放大像。炎 症得到控制，病变部的 表面微结构得以确认。 为比较完整的绒毛结 构，未见明显的恶性表 现。

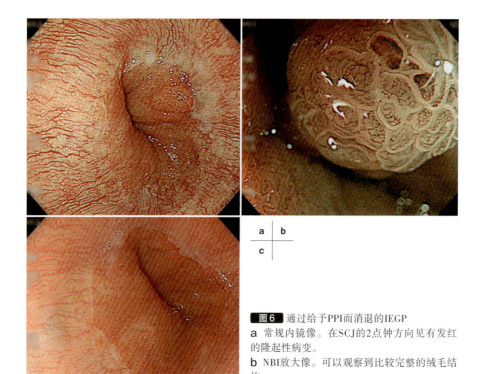

<table>
<tr><td>a</td><td>b</td></tr>
<tr><td>c</td><td></td></tr>
</table>

图6 通过给予PPI而消退的IEGP

a 常规内镜像。在SCJ的2点钟方向见有发红 的隆起性病变。

b NBI放大像。可以观察到比较完整的绒毛结 构。

c 给予雷贝拉唑半年后的常规内镜像。IEGP 消退了。

也会缩小，甚至消失（**图6**）。

结语

　　本文就食管非肿瘤性息肉进行了阐释。虽然除 IEGP 外的其他非肿瘤性息肉在临床实践中都非常罕见，但都呈现出见过一次就难以忘记的、特征性的临床组织病理学表现。希望本文能在临床上遇到罕见的食管疾病时对鉴别有所帮助。

参考文献

[1]Craig RM, Carlson S, Nordbrock HA, et al. Pyogenic granuloma in Barrett's esophagus mimicking esophageal carcinoma. Gastroenterology　108: 1894–1896, 1995.

[2]井廻宏，渕上忠彦，小林広幸，他．食道に発生した pyogenic granulomaの2例．胃と腸 32: 891–897, 1997.

[3]真鍋知子，後藤裕夫，塩谷真由美，他．頸部食道にみられたpyogenic granulomaの1例．日消誌 95: 230–232, 1998.

[4]星野賢一郎，馬場洋一郎，西川博嘉，他．内視鏡的にポリペクトミーを施行した食道pyogenic granulomaの1例．三重医 42: 9–12, 1998.

[5]横峰和典，多田修治，大湾朝尚，他．食道に発生した pyogenic granulomaの2例．Gastroenterol Endosc 43: 963–968, 2001.

[6]滝沢昌也，平野誠，宇野雄祐，他．食道に発生した pyogenic granulomaの1例．ENDOSC FORUM digest dis 18: 193–248, 2002.

[7]山根建樹，大村光浩，中村眞，他．短期間で形態の変化がみられた食道pyogenic granulomaの1例．日消誌 100: 562–566, 2003.

[8]井上淳，佐藤勝久，飯島克則，他．食道に発生した Pyogenic Granulomaの1例．消内視鏡 15: 1023–1028, 2003.

[9]Okada N, Matsumoto T, Kurahara K, et al. Pyogenic granuloma of the esophagus treated by endoscopic removal. Endoscopy 35: 375, 2003.

[10]新井俊文，門馬久美子，川田研郎，他．食道に発生したpyogenic granulomaの1例．胃と腸 41: 983–989, 2006.

[11]Tajika M, Nakamura T, Kawai H, et al. Short-term development of esophageal pyogenic granuloma observed on endoscopy. Gastrointest Endosc 64: 269–270, 2006.

[12]小沢俊文，佐藤暁，渡辺秀紀，他．食道pyogenic granulomaの1例．胃と腸 42: 1283–1289, 2007.

[13]Hoekstra ER, Fockens P, Scholten P. A 15-year-old boy with an esophageal pyogenic granuloma and subsequent Barrett's esophagus (with videos). Gastrointest Endosc 65: 1086–1088, 2007.

[14]太田正穂，中村努，林和彦，他．食道切除後の残存食道に発生したpyogenic granulomaの1例．胃と腸 43: 333–338, 2008.

[15]石井太郎，中山信，三科友二，他．内視鏡の読み方―食道pyogenic granulomaの1例．臨消内科 23: 763–766, 2008.

[16]浅川幸子，鈴木洋司，小嶋裕一郎，他．食道pyogenic granulomaの1例．ENDOSC FORUM digest dis 25: 117–121, 2009.

[17]三谷年史，貝瀬満．短期間に急速増大し自然脱落した pyogenic granulomaの1例．臨消内科 27: 1619–1623, 2012.

[18]Saito Y, Nishida T, Kato M, et al. Esophageal pyogenic granuloma developed after short-term follow-up. Dis Esophagus 26: 343–344, 2013.

[19]池谷賢太郎，丸山保彦．食道pyogenic granulomaの1例．胃と腸 48: 776–778, 2013.

[20]平野敦之，土田研司，足立和規，他．亜有茎性病変の基部に粘膜下腫瘍様の病変を伴った食道pyogenic granulomaの1例．Gastroenterol Endosc 55: 2183–2188, 2013.

[21]大林友彦，丹羽康正，田中努，他．食道表在癌に pyogenic granulomaを合併した1例．胃と腸 48: 1961–1966, 2013.

[22]Seoung HG, Kim GH, Song GA, et al. Esophageal pyogenic granuloma: endosonographic findings and endoscopic treatments. Clin Endosc 46: 81–84, 2013.

[23]永原照也，今川敦，平良明彦，他．ESDにて切除した食道pyogenic granulomaの1症例．Gastroenterol Endosc 57: 2351–2357, 2015.

[24]Iwamuro M, Okada H, Tanaka T, et al. Morphological changes in a pyogenic granuloma of the esophagus observed over three years. Intern Med 54: 1737–1740, 2015.

[25]蜂巣陽子，田中良樹，柏原賢治．食道pyogenic granulomaの1例．Gastroenterol Endosc 57: 2368–2369, 2015.

[26]Suarez-Zamora DA, Rodriguez-Urrego PA, Solano-Mariño J, et al. Esophageal pyogenic granuloma: a case report and review of the literature. Int J Surg Pathol 26: 735–738, 2018.

[27]Estifan E, Patel V, Grossman M. Endoscopic mucosal resection of a proximal esophageal pyogenic granuloma. Case Rep Gastrointest Med 2019: 9869274, 2019.

[28]丸山保彦，池谷賢太郎．食道良性腫瘍および腫瘍様病変の診断―化膿性肉芽腫．胃と腸 55: 270–273, 2020.

[29]Watanabe H, Jass JR, Sobin LH. Histological Typing of Oesophageal and Gastric Tumours, 2nd ed. World Health Organization International Histological Classification of Tumours, Springer-Verlag, Berlin, p 16, 1990.

[30]吉井真美，山下好人，山根心，他．頸部アプローチにて切除した食道fibrovascular polyp（最大径27cm）の1例．日臨外会誌 76: 1649–1655, 2015.

[31]皆川幸洋，遠野千尋，高橋正統，他．残胃癌に併存した食道fibrovascular polypの1例．日臨外会誌 77: 1405–1409, 2016.

[32]Sestini S, Gisabella M, Pastorino U, et al. Presenting symptoms of giant fibrovascular polyp of the oesophagus case report and literature review. Ann R Coll Surg Engl 98: e71–73, 2016.

[33]Lobo N, Hall A, Weir J, et al. Endoscopic resection of a giant fibrovascular polyp of the oesophagus with the assistance of ultrasonic shears. BMJ Case Rep 2016: bcr2015214158, 2016.

[34]Li J, Yu H, Pu R, et al. Gastroscopic removal of a giant fibrovascular polyp from the esophagus. Thorac Cancer 7: 363–366, 2016.

[35]Ansaloni A, Brigante G, Madeo B. Thyroid ultrasound pitfalls: esophageal fibrovascular polyp mimicking thyroid nodule. Case Rep Endocrinol 2016: 3601508, 2016.

[36]Ongkasuwan J, Anzalone CL, Salazar E, et al. Presentation and management of giant fibrovascular polyps of the hypopharynx and esophagus. Ann Otol Rhinol Laryngol 126: 29–35, 2017.

[37]Ward MA, Beard KW, Teitelbaum EN, et al. Endoscopic resection of giant fibrovascular esophageal polyps. Surg Endosc 32: 1066–1067, 2018.

[38]Cockbain AJ, England R, Dexter SPL, et al. Surveillance is important after surgical excision of giant fibrovascular polyps of the esophagus. Ann Thorac Surg 104: e341–343, 2017.

[39]Mana F, Schoneveld M, Simoens C, et al. Transluminal removal of a giant fibrovascular polyp of the esophagus. Acta Gastroenterol Belg 82: 437–439, 2019.

[40]Endara SA, Dávalos GA, Yepez RJ, et al. Asphyxia caused by a giant fibrovascular polyp of the esophagus. ACG Case Rep J 6: e00126, 2019.

[41]Pinto A, Abastado B, Cattan P. An esophageal tumor unlike

others: the fibrovascular polyp. J Visc Surg 156: 271–273, 2019.

[42] 山崎健路，丸田明範，九嶋亮治，他．ハサミ型ナイフ で内視鏡的切除した巨大食道fibrovascular polypの1例． 胃と腸 55: 333–339, 2020.

[43] Acar N, Acar T, Cengiz F, et al. Endoscopic resection for giant oesophageal fibrovascular polyp. Ann R Coll Surg Engl 102: e89–90, 2020.

[44] Ishikawa T, Bishay K, Belletrutti PJ, et al. Giant fibrovascular polyp of the esophagus with intermittent airway obstruction. Eur J Gastroenterol Hepatol 32: 895–896, 2020.

[45] François S, Waldbillig C, Lasser L, et al. Giant fibrovascular polyp of the esophagus. Gastrointest Endosc 91: 442–443, 2020.

[46] Madhusudhan KS, Kumar P, Dash NR. Giant fibrovascular polyp of the esophagus. J Gastrointest Surg 24: 2884–2887, 2020.

[47] Sargent RL, Hood IC. Asphyxiation caused by giant fibrovascular polyp of the esophagus. Arch Pathol Lab Med 130: 725–727, 2006.

[48] Borges A, Bikhazi H, Wensel JP. Giant fibrovascular polyp of the oropharynx. AJNR Am J Neuroradiol 20: 1979–1982, 1999.

[49] Patel J, Kieffer RW, Martin M, et al. Giant fibrovascular polyp of esophagus. Gastroenterology 87: 953–956, 1984.

[50] Graham RP, Yasir S, Fritchie KJ, et al. Polypoid fibroadipose tumors of the esophagus: 'giant fibrovascular polyp' or liposarcoma? A clinicopathological and molecular cytogenetic study of 13 cases. Mod Pathol 31: 337–342, 2018.

[51] Mehdorn AS, Schmidt F, Steinestel K, et al. Pedunculated, well differentiated liposarcoma of the oesophagus mimicking giant fibrovascular polyp. Ann R Coll Surg Engl 99: e209–212, 2017.

[52] Konjetzny GE. Uber Magenfibrome. Beitr Klin Chir 119: 53–61, 1920.

[53] Helwig EB, Ranier A. Inflammatory fibroid polyps of the stomach. Surg Gynecol Obstet 96: 335–367, 1953.

[54] 大原昌樹，洲脇謹一郎，森谷広樹，他．内視鏡的ポリ ペクトミーにより切除できた食道Inflammatory Fibroid Polypの1例．Gastroenterol Endosc 31: 3000–3005, 1989.

[55] Bosch O, González Campos C, Jurado A, et al. Esophageal inflammatory fibroid polyp. Endoscopic and radiologic features. Dig Dis Sci 39: 2561–2566, 1994.

[56] Simmons MZ, Cho KC, Houghton JM, et al. Inflammatory fibroid polyp of the esophagus in an HIV–infected individual: case study. Dysphagia 10: 59–61, 1995.

[57] Costa PM, Marques A, Távora I, et al. Inflammatory fibroid polyp of the esophagus. Dis Esophagus 13: 75–79, 2000.

[58] Solito B, Anselmino M, Tognetti A, et al. Rare case of inflammatory fibrous polyp of the esophagus. Dis Esophagus 15: 326–329, 2002.

[59] Godey SK, Diggory RT. Inflammatory fibroid polyp of the oesophagus. World J Surg Oncol 3: 30, 2005.

[60] 蒲池紫乃，岩下明德，吉田道夫，他．食道の炎症性線 維状ポリープ（inflammatory fibroid polyp）の1例．胃と 腸 43: 327–332, 2008.

[61] Yamane T, Uchiyama K, Ishii T, et al. Case of inflammatory fibroid polyp of the esophagogastric junction. Dig Endosc 21: 97–100, 2009.

[62] Modi C, Shah A, DePasquale JR, et al. A large prolapsed inflammatory fibroid polyp of the esophagus: an unusual presentation. Gastroenterol Hepatol 9: 322–325, 2013.

[63] Rawashdeh B, Meyer M, Gill J, et al. Unusual presentation of a giant benign inflammatory polyp in the upper esophagus. Int J Surg Case Rep 6: 206–209, 2015.

[64] Adorisio O, Ceriati E, Camassei FD, et al. Inflammatory fibroid polyp of the esophagogastric junction. J Pediatr Gastroenterol Nutr 64: e154, 2017.

[65] Oka K, Inoue K, Iwai N, et al. Laparoscopy endoscopy cooperative surgery for inflammatory fibroid polyp in the esophagus. Intern Med 58: 2357–2362, 2019.

[66] Dirschmid K, Walser J, Hügel H. Pseudomalignant erosion in hyperplastic gastric polyps. Cancer 54: 2290–2293, 1984.

[67] Bleshman MH, Banner MP, Johnson RC, et al. The inflammatory esophagogastric polyp and fold. Radiology 128: 589–593, 1978.

[68] Rabin MS, Bremner CG, Botha JR. The reflux gastroesophageal polyp. Am J Gastroenterol 73: 451–452, 1980.

[69] 貝瀬満，松井啓，吉行俊郎，他．食道胃接合部ポリー プの臨床的検討—酸分泌抑制薬によってポリープは消 えるのか．消内視鏡 32: 1148–1156, 2020.

[70] 天野祐二，安積貴年，結城崇史，他．食道胃接合部ポ リープの診断と対応．消内視鏡 27: 59–67, 2015.

[71] 小沢俊文，渡辺秀紀，堀江裕子，他．食道胃接合 部における炎症性ポリープの臨床病理学的検討． Gastroenterol Endosc 44: 980–989, 2002.

[72] Abraham SC, Singh VK, Yardley JH, et al. Hyperplastic polyps of the esophagus and esophagogastric junction: histologic and clinicopathologic findings. Am J Surg Pathol 25: 1180–1187, 2001.

Summary

Endoscopic Findings of Non–neoplastic Esophageal Polyps

Dai Hirasawa[1], Kimihiro Igarashi, Yoshitaka Nawata, Yukari Tanaka, Ippei Tanaka, Satoshi Ito, Junichi Togashi, Ryuta Suzuki, Kei Niida, Hiroaki Saito, Rie Iwaya, Yoko Abe, Kenjiro Suzuki, Toru Okuzono, Masato Nakahori, Tomoki Matsuda

Hereinafter, I have described the presentation of certain nonneoplastic polyps of the esophagus based on a literature review.

Pyogenic granulomas are red, protruded lesions that are often furred and may undergo ulceration. These lesions can grow rapidly before stabilizing in size. Although there is no clear etiology, inflammation has been proposed as the cause of these lesions. FVP (fibrovascular polyps are large, sausage–like, pedunculated polyps, which may occur in a variety of sites from the hypopharynx to the cervical esophagus. It is presumed that the gradual increase in size of fibrovascular polyps occurs due to the mucosal layer being pulled by forces such as those generated by peristaltic movements of the esophagus. FVP are covered with normal squamous epithelium and may be associated with ulcers. Inflammatory fibroid polyps tend to develop in the esophagogastric junction. They have a submucosal tumor phase in which they are covered with normal mucosa and may become pedunculated, eroded, or ulcerous as they grow. IEGP (inflammatory esophagogastric polyps) are hyperplastic polyps arising from inflamed tissue in the esophagogastric junction. The surface of such polyps can have a relatively organized villous structure partly covered with squamous epithelium. IEGP may decrease in size or disappear after the administration of proton pump inhibitors.

[1] Department of Gastroenterology, Sendai Kousei Hospital, Sendai, Japan.

食管非肿瘤性息肉的病理学表现

新井 富生 [1]

松川 美保 [2]

上垣 佐登子

笹岛 佑子 [3]

小宫山 明 [4]

二村 聪 [5]

岩下 明德 [6]

伴 慎一 [7]

摘要●作为食管隆起性病变，非肿瘤性息肉是需要鉴别的疾病之一。由于这些息肉是良性疾病，在治疗前必须正确地诊断，避免过度治疗。本文以化脓性肉芽肿、纤维血管性息肉、炎性纤维样息肉、食管胃结合部息肉作为代表性疾病，在介绍其病理学特征的同时，就其研究进展进行了阐释。除了食管胃结合部息肉以外，其他都不是发生率高的疾病，但是在食管疾病的诊疗中应该经常作为鉴别疾病进行辨识。另外，由于部分疾病在组织病理学上出现了异型细胞，所以被怀疑是恶性肿瘤。为了避免误诊，预先了解这些疾病的组织病理学表现在临床上是很重要的。

关键词　　化脓性肉芽肿　纤维血管性息肉　炎性纤维样息肉（IFP）食管胃结合部息肉　食管

[1] 東京都健康長寿医療センター病理診断科　〒173-0015 東京都板橋区栄町 35-2　E-mail：arai@tmig.or.jp

[2] 同　消化器・内視鏡内科

[3] 帝京大学医学部附属病院病理診断科

[4] 富士宮市立病院病理診断科

[5] 福岡大学筑紫病院病理部・病理診断科

[6] AII 病理画像研究所

[7] 獨協医科大学埼玉医療センター病理診断科

前言

　　食管的肿瘤性病变一般表现为隆起性或平坦的形态。尽管发生率很低，但由于在临床上也存在需要与之相鉴别的非肿瘤性病变，因此在治疗前需要进行充分的鉴别诊断，在此基础上制定治疗策略。部分非肿瘤性病变难以作为切除对象，也有只施行活检作为随访观察对象的疾病。因此，虽然也有未能充分掌握其组织病理学表现的病变，但本文尽可能在展示组织病理学表现的同时，对关于食管非肿瘤性病变病理学特征的最新见解进行阐释。在本文中介绍的是化脓性肉芽肿（pyogenic granuloma）、纤维血管性息肉（fibrovascular polyp）、炎性纤维样息肉（inflammatory fibroid polyp，IFP）、食管胃结合部息肉 [包括食管胃反流性息肉（reflux gastroesophageal polyp）、食管胃结合部炎性息肉（inflammatory esophagogastric polyp）]。一般均为隆起性病变，临床上常需与肿瘤性病变相鉴别。

化脓性肉芽肿

　　好发于皮肤的化脓性肉芽肿在组织病理学上相当于小叶状毛细血管瘤（lobular capillary hemangioma）。这种病变在消化道也偶尔可以发现，也有发生于食管的报道。这是来源于黏

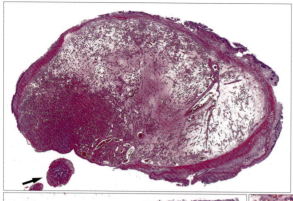

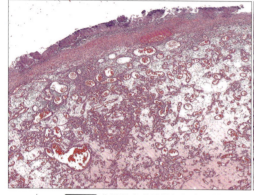

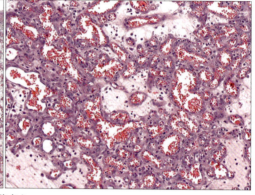

a	
b	c

图1 化脓性肉芽肿的组织病理像（HE染色）

a 显示带蒂形态的病变的微距像。表面见有糜烂，覆盖着炎性渗出物、细菌块。在左下方可见带蒂病变的蒂（黑色箭头所指）。

b 在表面可见糜烂、炎性渗出物，在其深部存在由毛细血管增生构成的病变。

c 毛细血管不规则性地结合、增生。

膜结缔组织的隆起性肉芽肿性病变，被认为是后天性血管瘤伴于继发性炎症的病变。但是，关于这个概念也被重新审视，近年来也提出了相当于毛细血管畸形（capillary malformation）这一观点。

发病的平均年龄为 60 岁（15～78 岁），好发于男性［男女比例为（2～6）∶1］。另外，化脓性肉芽肿可以发生于食管的任何部位。据报道，病变的大小为长径 4～28 mm，平均径约 10 mm。症状多为哽噎感，其他还有咽喉异物感、胃灼热、黑便等。

肉眼观察下为伴有白苔的隆起性病变，通常呈现带蒂或亚蒂性形态（**图1a**）。肿瘤表面被复层鳞状上皮所覆盖，但在产生糜烂的部位，由纤维蛋白和炎性细胞组成的渗出物作为白苔被辨识，有时并发细菌块和白色念珠菌感染（**图**

1b）。剖面呈褐色，反映血管内的血液成分和炎症表现。在组织病理学上，以伴内皮细胞肿大的毛细血管分叶状增生为特征，也可以观察到炎性细胞浸润和间质的水肿（**图1c**）。以各种比例混杂炎性细胞，呈肉芽组织样结构。

在发生初期是毛细血管增生和扩张明显的肉芽肿性病变，但当慢性化时，以结缔组织为中心转变为纤维性病变。报道中有化脓性肉芽肿在数月内迅速发育，形态也发生了变化的病例。也有为易出血性而需要积极切除的病例。虽然在口腔外科领域有复发病例的报道，但在食管领域没有这样的报道。作为鉴别疾病，有呈隆起性病变的癌肉瘤、无色素性黑色素瘤等。也发生于 Barrett 食管，表现出类似于癌的形态。

在化脓性肉芽肿的发生中外伤起着重要的作用，并且提示与血管内皮细胞中的 *BRAF* c.

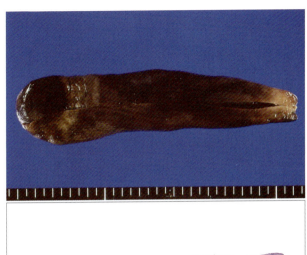

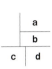

图2 纤维血管性息肉的肉眼观察像和组织病理像（HE染色）

a 切除标本的肉眼观察像。见有表面被复层鳞状上皮所覆盖的巨大息肉。

b 剖面的组织病理像（低倍放大）。与食管黏膜附着部（右端）相比，前端部的变性、出血明显。

c 表面被复层鳞状上皮所覆盖，在上皮下有纤维组织和脂肪组织增生，血管分布。

d 上皮下组织的放大像。

〔**a**：转载自"新井冨生，他. 食道良性腫瘍および腫瘍様病変の病理. 胃と腸 55: 237–246, 2020，Fig.8a"〕

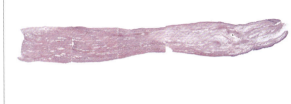

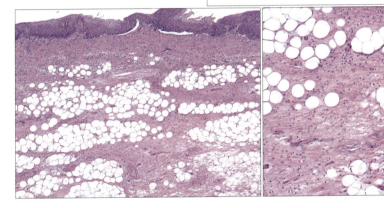

179T > A 的突变有关。另外，也怀疑可能与病毒感染有关。

纤维血管性息肉

食管纤维血管性息肉是一种罕见疾病，是香肠样的息肉伸到食管内腔，使内腔狭窄的病变。其也以巨大纤维血管性息肉（giant fibrovascular polyp）、纤维脂肪瘤（fibrolipoma）、纤维黏液瘤（fibromyxoma）、纤维上皮息肉（fibroepithelial polyp）等名称为人们所知，与脂肪瘤之间有很多相似之处。发病年龄在 20 ~ 80 多岁（平均年龄在 50 岁左右），无明显的男女差异。在食管上部具有息肉的隆起，多表现为沿着食管内腔一直垂至下部的带蒂肿瘤形态（**图2a**）。大小为直径数厘米，也有长达 20 cm 的，在约半数的病例中，肿瘤本身可以被吐出，从口腔内向外突出。当这种肿瘤阻塞气道时可能会导致猝死。

在组织病理学上，病变表面被复层鳞状上皮覆盖（**图2b、c**），在上皮下以各种比例见有纤维组织、脂肪组织、血管结构（**图2d**）。也经常出现黏液瘤样的区域，散在淋巴细胞、浆细胞、肥大细胞。

纤维血管性息肉基本上被认为是良性疾病，但由于在一部分病例中可以观察到染色体异常和 *MDM2* 基因的扩增，因此也有应该将其视为

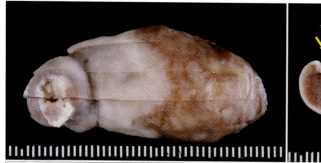
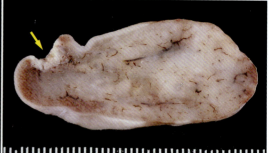
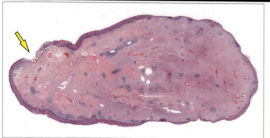

a	b
c	

图3 IFP切除标本的表面和剖面的肉眼观察像及剖面的微距像

a 带蒂息肉样隆起的切除标本的肉眼观察像。前端部约1/2因糜烂而呈褐色。

b 剖面的肉眼观察像。为实质性病变,呈灰白色至浅褐色。由于切除断端(黄色箭头所指)周围被复层鳞状上皮所覆盖,所以白色明显。

c 切除标本的微距像(HE染色)。切除断端(黄色箭头所指)周围被复层鳞状上皮所覆盖。淋巴细胞的集簇灶散在于病变内部。

〔 b:转载自"蒲池紫乃,他. 食道の炎症性線維状ポリープ(inflammatory fibroid polyp)の1例. 胃と腸 43: 327–332, 2008, Fig.3b" 〕

肿瘤性病变的观点,并提示了与脂肪肉瘤相鉴别的重要性。也有复发病例的报道,对于本病的诊疗必须引起足够的重视。

炎性纤维样息肉(IFP)

IFP 是具有以下 3 种特征的息肉:①纤维性结缔组织丰富的间质;②丰富的血管;③非特异性炎性细胞浸润。IFP 在食管～直肠的任何部位均可发生,但以胃最多,其次是小肠和大肠。发生于食管的极为罕见,到目前为止仅报道有 20 例左右的食管 IFP。发病的平均年龄为 58 岁(25～76 岁),好发于男性(男:女 = 9:1)。大小为平均长径77mm(13～130mm),好发部位为胸部食管下段和食管胃结合部。主要症状是吞咽困难,其他症状还有柏油便、胸部痛、剑突下痛、贫血等。

肉眼表现方面,呈带蒂或亚蒂性的隆起性病变形态。食管 IFP 的表面被白色的复层鳞状上皮所覆盖,但多在一部分形成糜烂(**图3a**)。剖面呈灰白色至浅褐色,为充实性(**图3b**)。在组织病理学上,其特征是成纤维细胞、纤维细胞及胶原纤维的增生,嗜酸性粒细胞/淋巴细胞浸润和淋巴滤泡的形成,毛细血管/淋巴管的增加,血管周围同心圆状排列的纤维性组织的增生(**图3c,图4a～c**)。在许多病例中可以观察到嗜酸性粒细胞浸润,但也有嗜酸性粒细胞浸润不明显的病例。一般在食管和胃的病变的深度一直达到黏膜下层。在免疫组织化学染色中,CD34(**图4d**)、α–smooth muscle actin 呈阳性,而 CD117、S-100 蛋白呈阴性。IFP 的成因尚不明确,一直认为是炎性/反应性病变,但近年来报道在胃、小肠的 IFP 中发现 *PDGFRA* 基因突变,提示其具有肿瘤性质。

食管胃结合部息肉

伴于反流性食管炎或胃食管反流病,在食

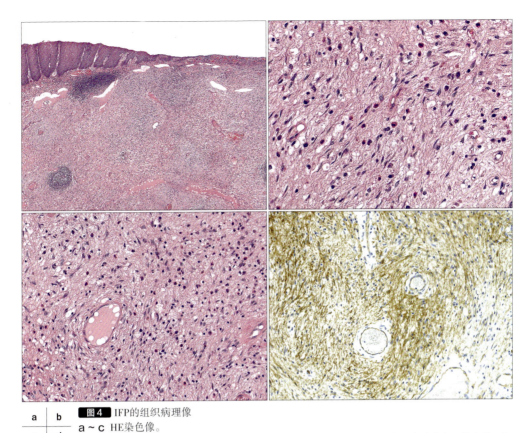

图4 IFP的组织病理像
a～c HE染色像。
a 可以观察到直至黏膜固有层的糜烂形成，在黏膜肌层下可见细胞密度不高的病变。散在淋巴细胞的集簇灶。
b 见有稀疏的成纤维细胞样的梭形到星芒状的细胞，其间散在淋巴细胞、嗜酸性粒细胞。
c 在血管周围见有同心圆状纤维的增生。
d CD34免疫染色、核染色、苏木精染色像。成纤维细胞样细胞呈CD34阳性。

管胃结合部区域发生炎性息肉。这个部位的息肉，伴随着炎症通过上皮成分的增生和间质成分的增生而产生。曾使用过食管胃结合部息肉（esophagogastric polyp）、炎性食管胃结合部息肉（inflammatory esophagogastric polyp）、食管胃结合部增生性息肉（esophagogastric junction hyperplastic polyp）、反流性食管胃息肉（reflux gastroesophageal polyp）等多种名称，笔者认为这分别反映了炎症和上皮增生的程度，以及临床上的病机。

上皮性病变中有来自食管鳞状上皮的、来自胃柱状上皮的、来自Barrett食管的。在鳞状上皮区的息肉中，表面上常常形成糜烂，在其周围的鳞状上皮见有在反流性食管炎可以观察到的变化（变薄、黏膜固有层乳头的延长、上皮突起的伸长、基底细胞的增加/核肿大）等（**图5**）。这种变化有时需要与鳞状细胞癌相鉴别。在柱状上皮区的息肉，伴于表现为增生性变化的、小凹上皮扩展的间质，呈分叶状增生（**图6**）。这类似于胃的小凹上皮型增生性息肉，但间质的炎症反应比较轻。

另外，有时见有在炎性食管胃结合部息肉的肉芽组织内可以观察到的成纤维细胞和血管内皮细胞的反应性核异型（**图7**），被称为假恶性侵蚀（pseudomalignant erosion）、假性肉瘤反应（pseudo-sarcomatous reaction），需要与非上皮性肿瘤相鉴别。在良恶性的鉴别非常困难的情况下，有时为了诊断的目的也可以考虑内镜切除。此外，据知炎性息肉通过口服抑酸药可以缩小或消失，所以在用药随访观察后

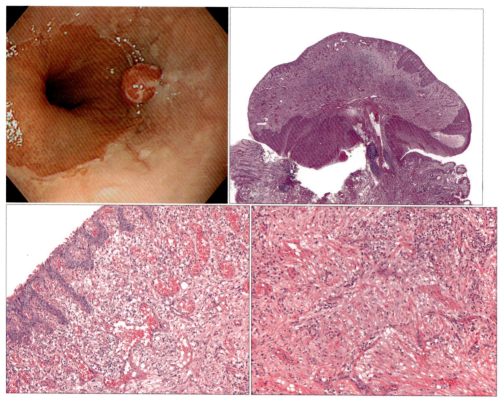

a	b
c	d

图5 被复层鳞状上皮所覆盖的食管胃结合部息肉

a 食管胃结合部息肉的常规内镜像。在食管胃结合部见有亚蒂性息肉，表面为红色和白色的部分混合存在。

b～d 组织病理像（HE染色）。

b 为表面被复层鳞状上皮所覆盖的带蒂息肉，在基部可见被柱状上皮所覆盖的黏膜。

c 在糜烂周围的复层鳞状上皮还见有再生性变化，也可以观察到上皮下血管的增生和炎性细胞浸润的增加。

d 在深部纤维的增生明显，并伴有以淋巴细胞/浆细胞为主体的炎性细胞浸润的增加。

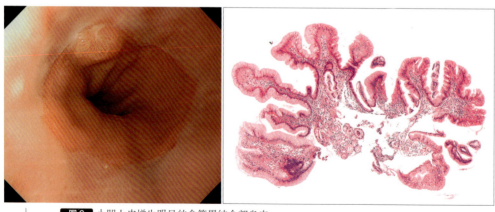

a	b

图6 小凹上皮增生明显的食管胃结合部息肉

a 常规内镜像。发生于鳞状上皮与柱状上皮交界处的息肉。

b 活检标本的组织病理像（HE染色）。可见小凹上皮的增生。

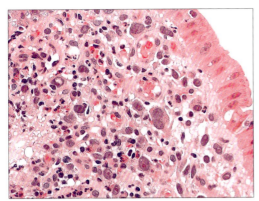

图7 见于食管胃结合部息肉间质的异型细胞的组织病理像（HE染色）。在上皮下散在具有肿大核的异型细胞

进行再次活检也是有效的。

结语

在本文所述的息肉中，除食管胃结合部息肉外都是极为罕见的疾病。到目前为止，所报道的病例大多数都仅有1例，并不是依靠通过经验的知识积累就能应对的疾病。另一方面，伴随着反流性食管炎和胃食管反流病的增加，可以预想到食管胃结合部息肉是今后遇到的机会会增加的疾病。为了恰当的诊疗，需要预先理解包括本文中介绍的息肉的组织病理学表现、临床表现等。

参考文献

[1]Yao T, Nagai E, Utsunomiya T, et al. An intestinal counterpart of pyogenic granuloma of the skin. A newly proposed entity. Am J Surg Pathol 19: 1054–1060, 1995.

[2]Okumura T, Tanoue S, Chiba K, et al. Lobular capillary hemangioma of the esophagus. A case report and review of the literature. Acta Pathol Jpn 33: 1303–1308, 1983.

[3]難治性血管腫・血管奇形・リンパ管腫・リンパ管腫症および関連疾患についての調査研究」班．血管腫・血管奇形・リンパ管奇形診療ガイドライン2017．https://fb64b181-5dde-4de0-a3a2-f61925a989e2.filesusr.com/ugd/2a62b2_9e7d7fcffa394182b278e2afd782fb764.pdf（2021年3月11日閲覧）．

[4]平野敦之，土田研司，足立和規，他．亜有茎性病変の基部に粘膜下腫瘤様の病変を伴った食道pyogenic granulomaの1例．Gastroenterol Endosc 55: 2183–2188, 2013.

[5]Suarez-Zamora DA, Rodriguez-Urrego PA, Solano-Marino J, et al. Esophageal pyogenic granuloma: a case report and review of the literature. Int J Surg Pathol 26: 735–738, 2018.

[6]Tajika M, Nakamura T, Kawai H, et al. Short-term development of esophageal pyogenic granuloma observed on endoscopy. Gastrointest Endosc 64: 269–270, 2006.

[7]Saito Y, Nishida T, Kato M, et al. Esophageal pyogenic granuloma developed after short-term follow-up. Dis Esophagus 26: 343–344, 2013.

[8]山根建樹，大村光浩，中村眞，他．短期間で形態の変化がみられた食道pyogenic granulomaの1例．日消誌 100: 562–566, 2003.

[9]新井俊文，門馬久美子，川田研郎，他．食道に発生したpyogenic granulomaの1例．胃と腸 41: 983–989, 2006.

[10]Craig RM, Carlson S, Nordbrock HA, et al. Pyogenic granuloma in Barrett's esophagus mimicking esophageal carcinoma. Gastroenterology 108: 1894–1896, 1995.

[11]Wollina U, Langner D, França K, et al. Pyogenic granuloma—A common benign vascular tumor with variable clinical presentation: new findings and treatment options. Open Access Maced J Med Sci 5: 423–426, 2017.

[12]Groesser L, Peterhof E, Evert M, et al. BRAF and RAS Mutations in Sporadic and Secondary Pyogenic Granuloma. J Invest Dermatol 136: 481–486, 2016.

[13]新井冨生，井上尚子，野中敬介，他．食道良性腫瘍および腫瘍様病変の病理．胃と腸 55: 237–246, 2020.

[14]佐藤俊之，米山亜紀子，内木幹人，他．口腔から吐出されたgiant fibrovascular polypの1例．診断病理 33: 259–263, 2016.

[15]Boni A, Lisovsky M, Dal Cin P, et al. Atypical lipomatous tumor mimicking giant fibrovascular polyp of the esophagus: report of a case and a critical review of literature. Hum Pathol 44: 1165–1170, 2013.

[16]Graham RP, Yasir S, Fritchie KJ, et al. Polypoid fibroadipose tumors of the esophagus: 'giant fibrovascular polyp' or liposarcoma? A clinicopathological and molecular cytogenetic study of 13 cases. Mod Pathol 31: 337–342, 2018.

[17]Lee SY, Chan WH, Sivanandan R, et al. Recurrent giant fibrovascular polyp of the esophagus. World J Gastroenterol 15: 3697–3700, 2009.

[18]Helwig EB, Ranier A. Inflammatory fibroid polyps of the stomach. Surg Gynecol Obstet 96: 335–367, 1953.

[19]Oka K, Inoue K, Iwai N, et al. Laparoscopy endoscopy cooperative surgery for inflammatory fibroid polyp in the esophagus. Intern Med 58: 2357–2362, 2019.

[20]蒲池紫乃，岩下明德，吉田道夫，他．食道の炎症性線維状ポリープ（inflammatory fibroid polyp）の1例．胃と腸 43: 327–332, 2008.

[21]Liu TC, Lin MT, Montgomery EA, et al. Inflammatory fibroid polyps of the gastrointestinal tract: spectrum of clinical, morphologic, and immunohistochemistry features. Am J Surg Pathol 37: 586–592, 2013.

[22]Huss S, Wardelmann E, Goltz D, et al. Activating PDGFRA mutations in inflammatory fibroid polyps occur in exons 12, 14 and 18 and are associated with tumour localization. Histopathology 61: 59–68, 2012.

[23]天野祐二，安積貴年，結城崇史，他．食道胃接合部ポリープの診断と対応．消内視鏡 27: 59–67, 2015.

[24]Abraham SC, Singh VK, Yardley JH, et al. Hyperplastic polyps of the esophagus and esophagogastric junction: histologic and clinicopathologic findings. Am J Surg Pathol 25: 1180–1187, 2001.

[25]Long KB, Odze RD. Gastroesophageal junction hyperplastic (inflammatory) polyps: a clinical and pathologic study of 46 cases. Am J Surg Pathol 35: 1038–1044, 2011.

[26]立石陽子，河内洋．食道胃接合部炎症性ポリープの病理．消内視鏡 32: 714–716, 2020.

[27]髙木靖寛，村上右児，別府孝浩，他．間質に異型細胞を伴った食道胃接合部ポリープ（polyp with stromal atypia）の1例．胃と腸 43: 321–325, 2008.

[28]Rabin MS, Bremner CG, Botha JR. The reflux gastroesophageal polyp. Am J Gastroenterol 73: 451–452, 1980.

[29]Nakajima T, Yagi H, Baba H, et al. Complete resolution of pseudomalignant erosion in a reflux gastroesophageal polyp with proton pump inhibitor. Case Rep Pathol 2015: 657059, 2015.

[30]Dhungel BM, De Petris G. Bizarre stromal cells in the esophagus: report of 2 cases and literature review. Int J Surg Pathol 21: 368–372, 2013.

[31]Hirasaki S, Koide N, Suzuki S, et al. Resolution of an inflammatory esophagogastric polyp. Intern Med 50: 2047–2048, 2011.

Summary

Pathological Features of Benign Non–neoplastic Polyps of The Esophagus and Esophagogastric Junction

Tomio Arai[1], Miho Matsukawa[2],
Satoko Uegaki, Yuko Sasajima[3],
Akira Komiyama[4], Satoshi Nimura[5],
Akinori Iwashita[6], Shinichi Ban[7]

We described the clinicopathological features of the representative non–neoplastic polyps of the esophagus and esophagogastric junction, including pyogenic granulomas, fibrovascular polyps, inflammatory fibroid polyps, and esophagogastric polyps. It is important to differentiate these polyps from malignant tumors when the diagnosis is made based on symptoms like dysphagia. These polyps must be correctly diagnosed to avoid overtreatment. Although the incidence of polyps is very rare, they should always be included in the differential diagnosis. In addition, atypical cells, mimicking malignant tumors, pathologically appear in some benign diseases. Understanding these diseases' pathological features and considering them as a differential diagnosis can help clinicians avoid misdiagnosis.

[1]Department of Pathology, Tokyo Metropolitan Geriatric Hospital, Tokyo.

[2]Department of Endoscopy and Gastroenterology, Tokyo Metropolitan Geriatric Hospital, Tokyo.

[3]Department of Pathology, Teikyo University Hospital, Tokyo.

[4]Department of Diagnostic Pathology, Fujinomiya City General Hospital, Fujinomiya, Japan.

[5]Department of Pathology, Fukuoka University Chikushi Hospital, Chikushino, Japan.

[6]AII Pathological Image Institute, Ogori, Japan.

[7]Department of Pathology, Dokkyo Medical University Saitama Medical Center, Koshigaya, Japan.

胃非肿瘤性息肉的内镜表现

入口 阳介 [1]

小田 丈二

富野 泰弘

依光 展和

园田 隆贺 [1, 2]

岸 大辅 [1]

桥本 真纪子

中河原 亚希子

清水 孝悦

雾生 信明

水谷 胜 [3]

山里 哲郎

并木 伸 [4]

山村 彰彦 [5]

细井 董三 [1]

摘要● 本文根据有无幽门螺杆菌感染和A型胃炎等背景黏膜的不同，主要对非肿瘤性胃病变中呈（亚）带蒂息肉形态的胃底腺息肉（FGP）、增生性息肉（HP）、幼年性息肉（JP）、炎性纤维样息肉（IFP）、异位胰腺（EP）、异位胃腺（HGM）病例做了阐释。在幽门螺杆菌感染率高的时代HP是最多的，但随着感染率的降低，FGP的发现率逐渐增高。此外，在幽门螺杆菌未感染胃中见有发红息肉的情况下，则需要鉴别小凹上皮型HP等非肿瘤性息肉和树莓样胃癌以及胃底腺型腺癌等。另外，虽然也有HP与其他息肉之间的鉴别诊断很难的病例，但HP在整个隆起上见有类似于背景黏膜表面结构的小凹上皮和凹间部开大等增生性变化；JP为棍棒状，缺乏分叶趋势，表面平滑；IFP为SMT样隆起，在顶部有时伴有炎性糜烂。EP在前庭部呈伴有小凹（delle）的典型的SMT形态，但在胃体部呈较高的SMT样隆起或平板状隆起，所以与GIST等之间的鉴别诊断比较困难；在EUS中多呈固有肌层增厚表现。关于HGM，在幽门螺杆菌感染胃中，在胃体部见有多发的弥漫型病变，而在未感染胃的穹隆部则见有带蒂的单发型病变。

关键词　胃息肉　增生　内镜检查　背景胃黏膜　幽门螺杆菌

[1] 東京都がん検診センター消化器内科　〒183-0042 東京都府中市武蔵台2丁目9-2　E-mail : yousuke_iriguchi@tokyo-hmt.jp
[2] 熊本大学病院消化器内科
[3] 東京都保健医療公社荏原病院消化器内科
[4] 東京都立多摩総合医療センター消化器内科
[5] 東京都がん検診センター検査科

前言

近年来，由于幽门螺杆菌（*Helicobacter pylori*）感染率的降低，在通过X线和内镜进行的筛查中，见到幽门螺杆菌未感染的背景胃黏膜和在高年龄层病例中见到除菌后的背景胃黏膜的机会较多，并且通过影像学诊断也能够准确地发现A型胃炎了。此前，在背景胃黏膜与胃癌的关系方面，已经明确了幽门螺杆菌阴性胃癌和除菌后胃癌的临床病理学特征，现在提出了胃底腺型腺癌和树莓样胃癌等低度异型胃癌，不仅是影像学诊断，组织病理学诊断对肿瘤和非肿瘤的鉴别也很重要。本文以胃的非肿瘤性隆起性病变中呈（亚）带蒂息肉形态的病例为中心，就其与背景胃黏膜之间的关系进行阐释。

胃底腺息肉

胃底腺息肉（fundic gland polyp, FGP）作为伴于家族性大肠腺瘤病（familial adenomatous polyposis, FAP）在胃底腺区多发的小息肉（**图1a**）被发现，此后明确除了FAP患者以外也可以被观察到。关于FGP，由于在无萎缩的胃底腺区可以观察到表面平滑的半球状小息肉散发或多发，因此通过X线及内镜检查比较容易诊断（**图1b～d**）。

从迄今为止日本的FGP发现率的报道来看，1971年西泽等在集体检诊中发现0.12%～1.66%的胃息肉；1998年山本等报道，在过去8年间的25,379例上消化道内镜检查中，FGP为477例（1.9%），增生性息肉（hyperplastic polyp，HP）为562例（2.2%）。东京都癌症检诊中心通过上消化道内镜检查发现，FGP发现率2006年度为3.7%，2010年度为6.5%，2015年度为8.6%，2019年度为11.2%，呈逐渐增加趋势。有时在幽门螺杆菌除菌后和现症感染的无萎缩胃底腺也可以观察到FGP，但作为幽门螺杆菌未感染胃的代表性表现，在良性非肿瘤性胃息肉中发现FGP的概率最高。

FGP存在于贲门部～胃体部的无萎缩的胃底腺区，大多是小于5 mm的病变，但也有超过10 mm的病变。颜色多为与背景黏膜同色，偶尔呈发红，肉眼形态多为山田分类的Ⅰ～Ⅱ型，呈半球状。在呈发红表现的情况下，则需要与树莓样胃癌（**图1e**）、腺瘤、小凹上皮型增生进行鉴别。在窄带成像（narrow band imaging，NBI）放大内镜观察中，在典型病例中可以观察到与背景黏膜一样有规则的、蜂巢样结构（honey comb pattern）整齐的圆形小凹开口部，未发现异型。在组织病理像中，虽然见有胃小凹的变浅和伴有腺管囊肿样扩张的胃底腺的增生，但未见炎症表现。

有文献指出，从分子遗传学的观点来看，在FAP以外的散发性FGP中，伴于FAP的FGP，腺瘤性结肠息肉病（adenomatous polyposis coli，APC）基因突变与编码β-catenin的CTNNB1基因的作用有关。令人感兴趣的是，各个不同基因的突变都参与了FGP的形成，而β-catenin承担着与细胞增殖相关的Wnt/β-catenin信号转导通路的作用，一般认为APC基因也参与了该信号转导通路。

近年来，FGP与胃底腺型腺癌和树莓样胃癌以及伴于长期给予质子泵抑制剂（proton pump inhibitor，PPI）所引起的FGP样病变（FGP-like lesion）和壁细胞突出息肉（parietal cell protrusion polyp，PCP polyp）（**图1f**）等之间的关系也受到了人们的关注。

增生性息肉（HP）

所谓的增生是指作为对于外源性刺激的响应而发生的正常细胞的细胞增殖、细胞数量的增加所导致的组织或脏器容积的增大，而HP是由于炎症等的持续性刺激所产生的。因此，在胃中，主要是由于对幽门螺杆菌感染（**图2a～c**）和A型胃炎（**图2d～i**）等慢性胃炎以及胃切除术后的吻合部、消化性溃疡和内镜治疗后溃疡的黏膜损伤的过度再生而容易产生HP。组织病理像中，在保持背景黏膜表面微结构的同时，小凹上皮呈现伴有延长、分支、扩张的增生性变化，并可以观察到伴有轻度核肿大或无异型的再生性变化。在表层伴有糜烂，在间质见有慢性活动性炎症、水肿、肉芽组织的增生，还常常见有平滑肌组织的增生。在常规内镜像中，病变呈伴有发红的白苔；在NBI放大像中，与背景黏膜的表面结构类似，从隆起的增高来看，整体上见有凹间部的开大和膨大等增生性变化。虽然有必要与树莓样胃癌以及幼年性息肉（juvenile polyp，JP）和炎性纤维样息肉（inflammatory fibroid polyp，IFP）相鉴别，但考虑到组织病理像的构成的不同，从肉眼形态和黏膜表面结构进行诊断。

HP大多伴于幽门螺杆菌感染胃炎，但也偶见于幽门螺杆菌未感染胃中（**图2j～n**）。近年来，由于幽门螺杆菌感染率的降低而HP的发生率锐减。另外，有报道称，当通过除菌而

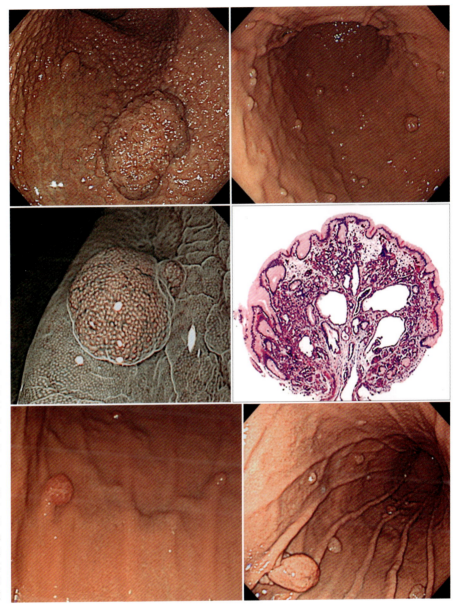

a	b
c	d
e	f

图1 胃底腺息肉（FGP）

a 家族性大肠息肉病，幽门螺杆菌阴性胃底腺息肉的常规内镜像（白光）。见于家族性大肠息肉病的胃底腺息肉。

b～d 幽门螺杆菌阴性FGP。

b 常规内镜像（白光）。在胃体部多发正常色、5 mm以下的山田分类Ⅰ～Ⅱ型的FGP。

c NBI放大像。与周围的黏膜一样，见有规则的类圆形的小凹开口部和扩张的血管。

d 组织病理像。见有胃底腺的增生和囊肿样扩张的腺管。表层正常。

e 幽门螺杆菌未感染树莓样胃癌的常规内镜像（白光）。在胃体中部大弯处见有同色的1～2 mm的FGP，在靠近大弯前壁处见有大小为6 mm的山田分类Ⅲ型的发红息肉。

f PPI长期服用病例中幽门螺杆菌阴性FGP的常规内镜像（白光）。在胃体部见有同色的5 mm以下的FGP，在靠近大弯前壁处见有10 mm大小的山田分类Ⅲ型的FGP。胃体部黏膜呈微小颗粒状。

活动性胃炎被抑制时，在80%的病例中见有HP的消退或消失。虽然HP几乎无症状，但当变大时可见有贫血和吐血/便血症状。在一开始就合并癌和即使进行除菌治疗也增大的情况下，或者见有明显的形态变化的情况下应施行内镜治疗。

幼年性息肉（JP）

JP的组织病理像由伴有囊肿样扩张、缺乏异型的腺管增生和间质的水肿、炎性细胞浸润所构成。在常规内镜像中，呈伴有白苔、发红而有光泽感的乳头状、舌状、棍棒状、海藻样，为水肿样，柔软、表面平滑而细长。一般认为这是因为黏膜肌层没有进入息肉内部。当JP增大时，与大肠的发红、呈球状树莓样的带蒂病变不同，胃的JP则大多不是球状，而是呈细长的棍棒状。在NBI放大像中，可以观察到小凹和凹间部明显开大，炎性细胞一直浸润至黏膜表层。有时也会部分伴有增生性变化，但几乎

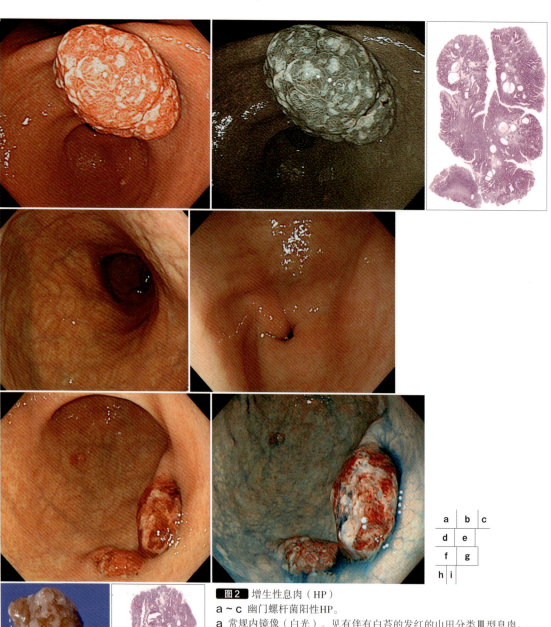

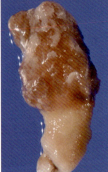
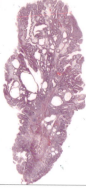

图2 增生性息肉（HP）

a～c 幽门螺杆菌阳性HP。

a 常规内镜像（白光）。见有伴有白苔的发红的山田分类Ⅲ型息肉。

b NBI像。在息肉表面见有乳头状的表面结构。

c 组织病理像。25 mm×19 mm×15 mm，山田分类Ⅳ型。见有小凹的乳头状增生性变化和囊肿样扩张。表层有部分为糜烂状，见有炎性肉芽组织。

d～i A型胃炎。

d 胃体部的常规内镜像（白光）。见有胃体部的高度萎缩。幽门螺杆菌抗体（－），抗胃壁细胞抗体阳性（×320），抗内因子抗体（＋），叶酸14.2 ng/mL（3.6～12.9 ng/mL），胃泌素2,000 pg/mL（37～172 pg/mL）。

e 幽门前庭部的常规内镜像（白光）。在幽门部可以观察到平滑的很少萎缩的黏膜。

f HP的常规内镜像（白光）。在胃体下部大弯后壁见有20 mm大小、伴有白苔、发红的山田分类Ⅳ型息肉。

g HP的靛胭脂染色像。伴有白苔的炎症性变化很明显。

h HP的切除标本像。20 mm×10 mm×8 mm，山田分类Ⅳ型。

i HP的组织病理像。见有不同大小腺管状的小凹上皮增生变化，并部分见有乳头状的增生性变化。见有糜烂所引起的炎性肉芽组织和血管的增生。

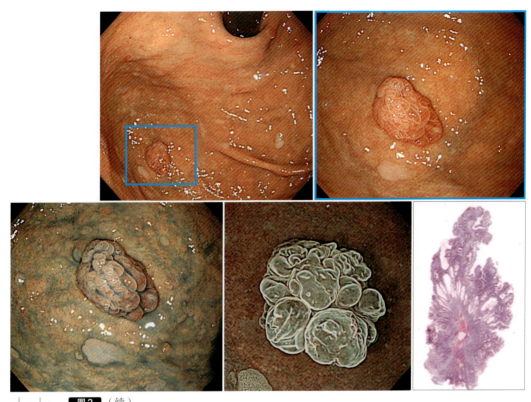

	j	k	
	l	m	n

图2（续）

j～n 幽门螺杆菌阴性HP。

j 胃体上部的内镜像（白光）。在胃穹隆部大弯见有发红的息肉（蓝框部分）。

k j的蓝框部分放大像。见有10 mm大小、发红的山田分类Ⅲ型息肉。表面呈乳头状。

l 靛胭脂染色像。大小不同的乳头状结构清晰可见。

m NBI像。见有小凹的扩张和凹间部的扩大。

n 组织病理像。11 mm×9 mm×13 mm，山田分类Ⅳ型。为由小凹上皮的乳头状增生性变化和小凹的高度扩张构成的增生性息肉。间质部分呈水肿状，见有血管增生和部分以小淋巴细胞为主的轻度～中度的慢性炎性细胞浸润。

未见明显的分叶趋势。

无论是幽门螺杆菌现症感染（**图3a～H**）还是幽门螺杆菌未感染（**图3i、j**）均可发生。

炎性纤维样息肉（IFP）

IFP（**图4**）是可以发生于整个消化道的良性非肿瘤性息肉，在胃中好发于前庭部。其组织病理学表现为：①病灶存在于黏膜固有层深部～黏膜下层；②成纤维细胞、纤维细胞、胶原纤维等结缔组织的增生；③嗜酸性粒细胞、淋巴细胞、浆细胞等炎性细胞的浸润；④微动脉和毛细血管等小血管的增生；⑤小血管周围的纤维性结缔组织的同心圆状增生等。由于病灶主要位于黏膜下层，一部分位于黏膜层深部，所以缺乏黏膜表面的异常表现。在存在于黏膜深部的病变的顶部，有时可以观察到糜烂和增生性变化。以往人们一直认为典型的肉眼形态是顶部的上皮糜烂化而脱落，呈龟头样外观，但实际上是呈黏膜下肿瘤（submucosal tumor，SMT）样形态的病变更多。虽然需要与HP相鉴别，但由于是以黏膜下层为主体，鉴别的要点是其隆起表面的几乎全部都是由与周围相同的小凹上皮所构成的。

异位胰腺

异位胰腺（ectopic pancreas，EP）是指与

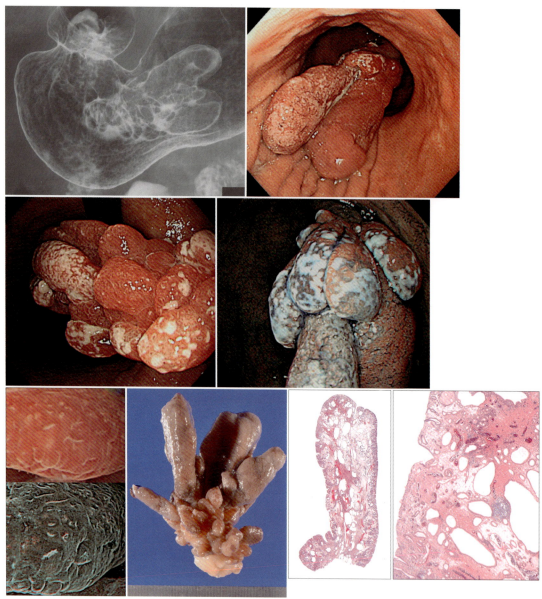

图3 幼年性息肉（JP）

a	b
c	d
e	f g h

a~h 幽门螺杆菌现症感染JP。

a X线造影像。见有多个在有萎缩的背景胃黏膜的胃角部～前庭部小弯处具有基部的、40～50 mm大小、表面平滑的棍棒状隆起。在息肉的基部周围还可以观察到多个低矮的结节集合成簇。

b 常规内镜像（白光）。霜降状的棍棒状隆起和发红的表面平滑的棍棒状隆起的基部为同一个。

c 常规内镜像。在息肉的基部可以观察到霜降状发红、表面平滑的结节状隆起混在一起，集合成簇。

d 靛胭脂染色像。在霜降状的隆起表面可以观察到糜烂样变化。

e 发红的棍棒状隆起的放大内镜像。可以观察到扩张的小凹和扩大的凹间部，以及不清晰的细长的小凹边缘上皮。

f 切除标本像。50 mm×40 mm×30 mm，山田分类Ⅲ型。可以观察到表面平滑的较高的棍棒状隆起，在基部见有低矮的结节状隆起集合成簇。

g 组织病理像。虽然息肉表面平滑，被小凹上皮所覆盖，但散见糜烂所引起的炎症肉芽组织。

h 组织病理像。在黏膜深部侧见有不同大小腺管状扩张的小凹和潴留囊肿。还见有伴大范围的水肿性间质增生，以及轻度～中度慢性炎性细胞浸润。

图 3（续）

i、j 幽门螺杆菌未感染JP。

i 常规内镜像（白光）。在贲门部大弯～前壁侧见有伴白苔的发红息肉的集簇。

j 组织病理像。25 mm×18 mm×13 mm（最大），山田分类Ⅲ型。胃底腺黏膜的表层被有萎缩性变化或增生性变化的小凹上皮所覆盖，可以观察到具有不同大小腺管状部分高度扩张的增生性变化的小凹的增生，以及大范围的水肿样间质的增生。

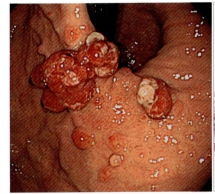
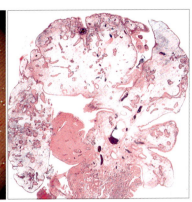

胰腺无连续性，存在于不同脏器的胰组织，据剖检病例的报道，其发生率为 0.55%～3.0%，其中31%发生于胃。胃的发病部位为幽门前庭部88%、胃体部12%，好发于幽门前庭部。发生机制被认为是在胚胎期十二指肠的背侧胰腺原基的一部分异位性进入胃而增大的畸变。EP 大多无症状，多是在通过胃 X 线或内镜筛查时偶然被发现。前庭部大弯的 SMT 样隆起并在顶部伴有凹陷的病变（**图 5a、b**）比较容易诊断，但存在于胃体部的病变，由于呈 SMT 样隆起（**图 5c～h**）或平板状隆起，与胃肠道间质瘤（gastrointestinal stromal tumor，GIST）等 SMT 之间的鉴别比较困难，因此不仅是超声内镜检查（endoscopic ultrasonography，EUS）和 CT，有时还需要进一步通过超声内镜引导下细针抽吸活检（EUS guided fine needle aspiration biopsy，EUS–FNAB）的组织病理学评估进行明确诊断。在 EUS 中，在黏膜下层～固有肌层，EP 可作为与胰腺组织同样的散在有点状高回声的低回声肿瘤被扫查出来。有时在 EP 附近见有固有肌层的梭状增厚和内部导管扩张的囊肿状回声（**图 5f、h**）。

根据组织病理学表现的不同，采用 Heinrich 分类，Ⅰ型由正常胰的构成组织胰岛、腺泡细胞、导管构成，Ⅱ型由腺泡细胞和导管构成，Ⅲ型仅由导管构成，其中以Ⅱ型最多。

异位胃腺

异位胃腺（heterotopic gastric mucosa，HGM）是指原本应位于胃黏膜固有层内的胃腺组织内翻性、陷入性地伸展至黏膜下层，由于黏液潴留而导致腺管囊肿化的病变，也被称为黏膜下囊肿。在黏膜下 HGM 中，有弥漫型和单发型两种类型。所谓的弥漫型是提示与幽门螺杆菌慢性胃炎有关，好发于胃体中部至幽门腺的交界区，山田分类Ⅰ型/Ⅱ型的低矮而比较小的 SMT 隆起多发的类型（**图 6a、b**）；而所谓的单发型是好发于幽门螺杆菌阴性的胃体上部和胃穹隆部等胃底腺区，形成山田分类Ⅲ型/Ⅳ型的大型单发型隆起的类型（**图 6c～j**），单发型又被称为错构瘤性内翻性息肉（hamartomatous inverted polyp）和胃错构瘤性息肉等。其表面由正常的小凹上皮构成，但在被推测为内翻部和陷入部的部分见有小凹陷。

结语

为了通过内镜正确地诊断胃息肉，应根据发生部位和背景黏膜、肉眼形态和表面性状进行诊断，进一步还应在放大内镜观察中追加观察小凹、窝间部的表面性状，推测组织病理学特征，从而做出诊断。由于胃息肉大多发红，并伴有糜烂和增生性变化，因此为了通过内镜进行准确的诊断，需要充分理解 HP 的内镜表现和组织病理学特征，预先熟知其与 JP、IFP、HGM、小凹上皮型胃癌等病变之间的不同点。

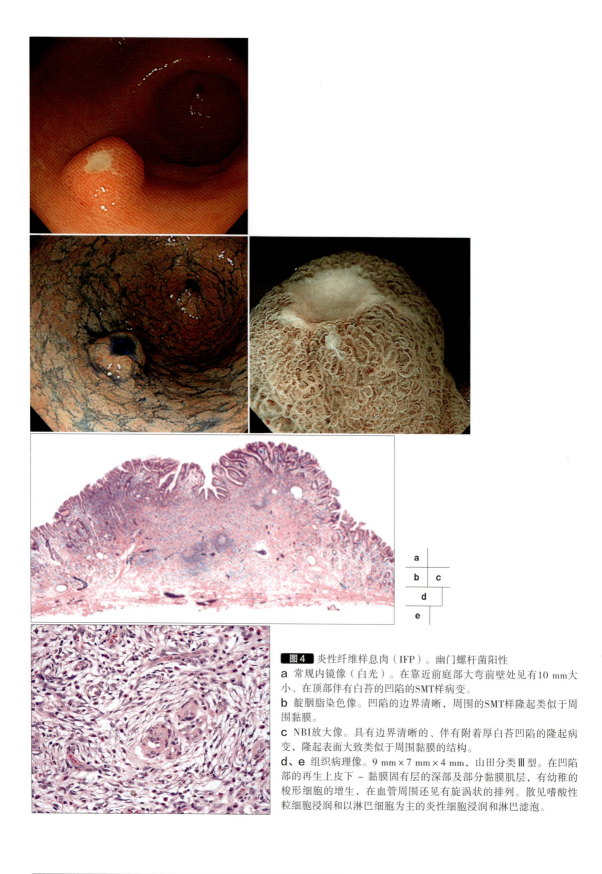

图4 炎性纤维样息肉（IFP）。幽门螺杆菌阳性

a 常规内镜像（白光）。在靠近前庭部大弯前壁处见有10 mm大小、在顶部伴有白苔的凹陷的SMT样病变。

b 靛胭脂染色像。凹陷的边界清晰，周围的SMT样隆起类似于周围黏膜。

c NBI放大像。具有边界清晰的、伴有附着厚白苔凹陷的隆起病变，隆起表面大致类似于周围黏膜的结构。

d、e 组织病理像。9 mm×7 mm×4 mm，山田分类Ⅲ型。在凹陷部的再生上皮下～黏膜固有层的深部及部分黏膜肌层，有幼稚的梭形细胞的增生，在血管周围还见有旋涡状的排列。散见嗜酸性粒细胞浸润和以淋巴细胞为主的炎性细胞浸润和淋巴滤泡。

a	b
c	d
e	f
g	h

图5 异位胰腺（EP）。幽门螺杆菌阴性

a 常规内镜像（白光）。在前庭部大弯处见有顶部伴有沟状凹陷的、10 mm大小的SMT。

b NBI像。隆起表面与周围的黏膜呈同样表现。

c 常规内镜像（白光）。在胃体中部后壁见有2个驼峰样、25 mm大小的SMT。

d 常规内镜像（白光）。顶部的表层黏膜萎缩。即使通空气过度伸展也无变化，用钳子压还感觉硬。诊断为实质性的SMT。

e 靛胭脂染色像。在隆起顶部伴有小糜烂。

f EUS像。以第3～4层为中心作为异质性的低回声肿瘤被扫查出来。在肿瘤内部扫查出导管，第4层增厚。

g 切除标本像。28 mm×20 mm×15 mm。通过施行腹腔镜和内镜联合手术（laparoscopy and endoscopy cooperate surgery，LECS）切除了。

h 组织病理像。见有以黏膜下层为主体，部分跨越固有肌层至浆膜下层的EP。可以观察到胰岛、腺泡和胰管，为Heinrich Ⅰ型。由于分叶的胰组织，固有肌层增厚。

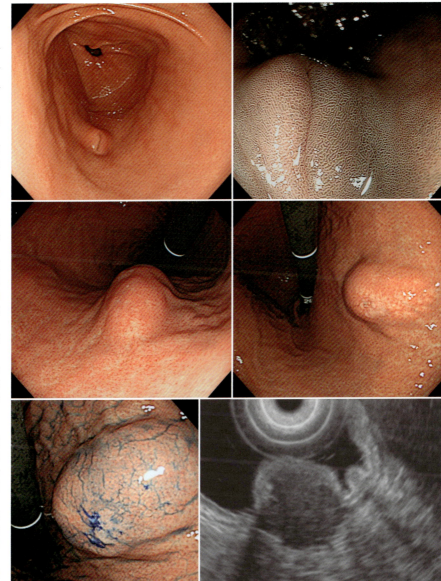

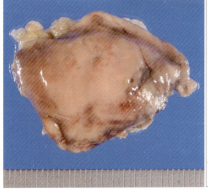

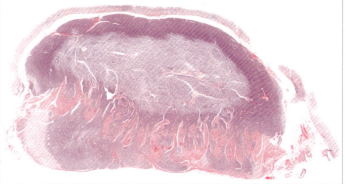

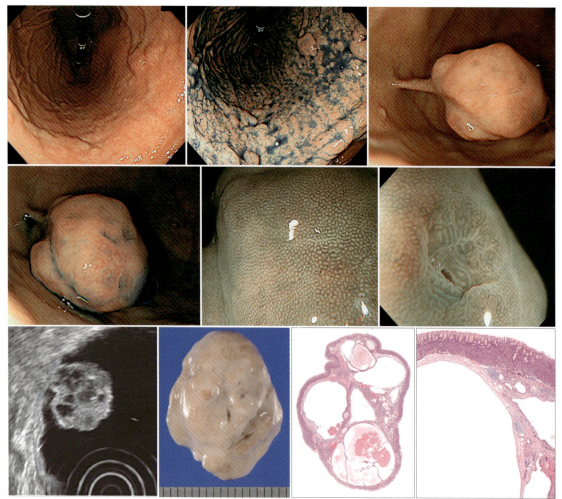

a	b	c
d	e	f
g	h	i	j

图6 异位胃腺（HGM）。a、b为幽门螺杆菌阳性弥漫型黏膜下HGM。c～j为幽门螺杆菌阴性单发型胃黏膜下HGM

a 常规内镜像（白光）。在胃体部小弯处见有SMT样的小隆起。

b 靛胭脂染色像。小隆起更为明显，数毫米至10 mm的小隆起多发。

c 常规内镜像（白光）。在胃穹隆部可见具有细蒂的山田分类IV型息肉。虽然表面平滑，但见有小凹陷，因为部分有透明感，考虑为囊肿样息肉。

d 靛胭脂染色像。小凹陷的形态清晰，考虑是形成了腺管开口部。

e NBI放大像。在息肉的表面见有与周围黏膜一样的很规则的圆形～类圆形的小凹开口部。

f NBI放大像。小凹陷伴有小凹上皮的增生性变化，可以观察到深的沟槽。

g EUS像。在息肉内部见有多处圆形～类圆形的低回声。

h 内镜下黏膜切除术（endoscopic mucosal resection，EMR）切除后的固定标本像。虽然表面平滑，但有深沟状的小凹陷。黏膜下异位胃腺（heterotopic submucosal gland of the stomach），息肉切除术（polypectomy），山田分类IV型，19 mm×15 mm×13 mm。

i 组织病理像（微距像）。在黏膜下层见有囊肿样高度扩张的小凹和胃底腺组织的增生。黏膜下HGM。

j 组织病理像（隆起表面）。隆起表面被中度萎缩的胃底腺黏膜所覆盖，均匀一致。

参考文献

[1]中島滋美，山岡水容子，土井馨，他．Helicobacter pylori陽性と陰性の胃粘膜所見の特徴—胃X線所見．胃と腸 41：1001–1008, 2006.

[2]入口陽介，小田丈二，水谷勝，他．慢性胃炎のX線造影像の検討．胃と腸 51：26–41, 2016.

[3]Yagi K, Nakamura A, Sekine A. Characteristic endoscopic and magnified endoscopic findings in the normal stomach without *Helicobacter pylori* infection. J Gastroenterol Hepatol 17：39–45, 2002.

[4]丸山保彦，吉井重人，景岡正勝，他．A型胃炎の画像所見
　一通常内視鏡所見を中心に．胃と腸　54: 998-1009, 2019.

[5]Ueyama H, Yao T, Nakashima Y, et al. Gastric adenocarcinoma
of fundic gland type（chief cell predominant type）: proposal
for a new entity of gastric adenocarcinoma. Am J Surg Pathol
34: 609-619, 2010.

[6]柴垣広太郎，三代剛，川島耕作，他．H. pylori未感染上
皮性腫瘍の内視鏡的特徴―ラズベリー様腺窩上皮型胃
癌．胃と腸　55: 1043-1050, 2020.

[7]西沢護，野本一夫，伊藤俊夫，他．胃集団検診発見非
胃癌疾患の成績．胃と腸　6: 759-763, 1971.

[8]山本明子，市川正章，高原理，他．胃底腺性ポリープ
の臨床的検討．日消誌　95: 1101-1109, 1998.

[9]高柳聡，入口陽介，小田丈二，他．Helicobacter pylori
陰性の胃底腺領域に発生した0-Ⅰ型早期胃癌の1例．胃
と腸　47: 1276-1283, 2012.

[10]入口陽介．胃ポリープ，胃腺腫，胃粘膜下腫瘍．福井
次矢，高木誠，小室一成（総編集）．今日の治療指針
2014．医学書院，pp 455-457, 2014.

[11]Abraham SC, Nobukawa B, Giardiello FM, et al. Sporadic
fundic gland polyps: common gastric polyps arising through
activating mutations in the beta-catenin gene. Am J Pathol
158: 1005-1010, 2001.

[12]菅原通子，今井幸紀，齊藤詠子，他．プロトンポンプ
阻害薬長期投与中に増大した胃底腺ポリープの検討．
Gastroenterol Endosc　51: 1686-1691, 2009.

[13]Fukuda M, Ishigaki H, Sugimoto M, et al. Histological
analysis of fundic gland polyps secondary to PPI therapy.
Histopathology　75: 537-545, 2019.

[14]大草敏史，堀内洋志，荒川廣志，他．胃ポリープの自然
史とmalignant potential―腺窩上皮型過形成性ポリープ．胃
と腸　47: 1216-1226, 2012.

[15]福山知香，柴垣広太郎，三上博信，他．Helicobacter
pylori未感染者の胃底腺粘膜に多発した低異型度胃型腺
癌（腺窩上皮型）と腺窩上皮型過形成性ポリープの1
例．胃と腸　54: 265-272, 2019.

[16]山階武，上堂文也，石原立，他．胃ポリープの分類と鑑
別―NBI拡大観察での特徴．胃と腸　47: 1209-1215, 2012.

[17]吉永繁高，小田一郎，田中優作，他．ポリープ．胃と
腸　52: 87-96, 2017.

[18]Ohkusa T, Takashimizu I, Fujiki K, et al. Disappearance
of hyperplastic polyps in the stomach after eradication of
Helicobacter pylori. A randomized, clinical trial. Ann Intern
Med　129: 712-715, 1998.

[19]入口陽介，小田丈二，水谷勝，他．胃腫瘍性病変の
内視鏡診断―胃ポリープ/腫瘍様病変の診断．胃と腸
55: 603-611, 2020.

[20]小澤俊文，和知栄子．胃炎症性類線維ポリープの多
彩な内視鏡所見―診断のポイント．胃と腸　52: 1324-
1330, 2017.

[21]石橋英樹，阿部光市，二村聡，他．非腫瘍性疾患
―IFP（inflammatory fibroid polyp）．胃と腸　50: 818-
820, 2015.

[22]大井実，三穂乙実，伊東保，他．非癌性胃腫瘍―全国
93主要医療施設からの集計的調査．外科　29: 112-133,
1967.

[23]池原久朝，草野央，後藤田卓志，他．胃異所性膵．別
冊日臨領域別症候群シリーズ，消化管症候群No.9，第
3版，日本臨牀社，pp 216-221, 2019.

[24]Copleman B. Aberrant pancreas in the gastric wall. Radiology
81: 107-111, 1963.

[25]岩永剛，小山博記，古河洋，他．胃に於ける前癌性
病変としてのびまん性粘膜下異所腺の意義．日消誌
73: 31-40, 1976.

[26]伊原勝雄，工藤浩三郎，永井一徳，他．胃多発性粘
膜下囊腫症―14例の病理学的検討．最新医　37: 1598-
1604, 1982.

[27]加藤勝章，浅木茂，大原秀一，他．内視鏡的ポリ
ペクトミーを行った有茎性胃粘膜下異所腺の1例．
Gastroenterol Endosc　33: 1723-1728, 1991.

[28]友松雄一郎，芳野純治，乾和郎，他．単房性囊胞から
成る胃hamartomatous inverted polypの1例．胃と腸　45:
287-293, 2010.

Summary

Endoscopic Findings of Non-neoplastic Gastric Polyps

Yosuke Iriguchi[1], Johji Oda,
Yasuhiro Tomino, Nobukazu Yorimitsu,
Takayoshi Sonoda[1, 2], Daisuke Kishi[1],
Makiko Hashimoto, Akiko Nakagawara,
Takayoshi Shimizu, Nobuaki Kiryu,
Masaru Mizutani[3], Tetsuro Yamazato,
Shin Namiki[4], Akihiko Yamamura[5],
Tozo Hosoi[1]

Among non-neoplastic gastric lesions, this paper reports the
FGP（fundic gland polyps）, HP（hyperplastic polyps）, JP
（juvenile polyps）, IFP（inflammatory fibrous polyps）, EP
（ectopic pancreas）, and HGM（heterotopic gastric mucosa）
with（semi）pedunculated polyp morphology based on
Helicobacter pylori infections and submucosa such as type A
chronic gastritis. The most common gastric polyp was the HP when
the rate of H. pylori infection was high. However, the presence of
FGP increased as the rate of infection decreased. Non-neoplastic
polyps（e.g., foveolar-type hyperplastic polyp, raspberry-like
low-grade gastric cancer, and gastric adenocarcinoma of fundic
gland type）must be differentiated when a reddish gastric polyp
is confirmed in a case without H. pylori infection. HP present
hyperplastic changes（e.g., widening of the intervening part
throughout）, JP present a clavate with a smooth surface and poor
lobulation, and IFP appear as a submucosal tumor-like ridge with
inflammatory top erosion. EP present a typical morphology of a
submucosal tumor with nodules in the antrum, but they appear
to be submucosal tumors or flat ridges in the gastric corpus.
Therefore, differential diagnosis from GIST is difficult. Moreover,
the appropriate muscular layer appears thick on endoscopic
ultrasound. Gastric corpus erosions and sporadic pedunculated
type in the fundus are common in HGM with and without H.
pylori infections, respectively.

[1]Department of Gastroenterology, Tokyo Metropolitan Cancer
Detection Center, Tokyo.

[2]Department of Gastroenterology, Kumamoto University
Hospital, Kumamoto, Japan.

[3]Department of Gastroenterology, Ebara Hospital, Tokyo.

[4]Department of Gastroenterology, Tokyo Metropolitan Tama
Medical Center, Tokyo.

[5]Department of Pathology, Tokyo Metropolitan Cancer Detection
Center, Tokyo.

胃非肿瘤性息肉的病理学表现

伴 慎一 [1]

佐藤 阳子

松嶋 惇

佐藤 泰树

藤井 晶子

小野 祐子

小堀 郁博 [2]

片山 裕视

摘要●散发性或孤立性发生于胃的非肿瘤性息肉病变（近年来也开始逐渐包括因为伴有基因突变而被定位为肿瘤性病变的良性病变在内），被分为以上皮性变化为主的起源于黏膜组织的病变，以及以黏膜下为主的起因于肿瘤性病变的病变。前者作为胃息肉病变包括最常见的胃底腺息肉和增生性息肉。Peutz-Jeghers型息肉虽然是罕见的病变，但有可能需要与增生性息肉之间进行鉴别。后者以错构瘤性内翻性息肉（hamartomatous inverted polyp）、异位胰腺、炎性纤维样息肉为主要病变，但黏膜下病变和所覆盖的黏膜组织之间的关系各不相同。笔者认为，为了正确诊断这些病变，预先理解包括背景黏膜在内的病变的组织病理学构成如何反映病变整体的形态是很重要的。

关键词　　胃　**非肿瘤性息肉**　**组织病理学表现**　**背景黏膜**

[1] 獨協医科大学埼玉医療センター病理診断科　〒343-8555 越谷市南越谷2丁目 1-50　E-mail: shinba@dokkyo-med.ac.jp
[2] 同　消化器内科

前言

在消化道的黏膜面上可以观察到黏膜病变所引起的黏膜本身的局限性隆起、黏膜下病变所致的黏膜的抬高或起因于二者的各种各样的息肉病变，这些病变中包括肿瘤性/非肿瘤性病变、良性/恶性病变。一般来说，肿瘤性病变在发现时是积极治疗的对象，而非肿瘤性的良性病变在发现后大多不需要施行积极的治疗。因此，为了对这些病变采取适当的临床处置措施，首先有必要正确诊断是肿瘤性病变还是非肿瘤性病变。现如今，这些病变的诊断和治疗多以内镜为主，因此笔者认为，为了正确地辨识内镜表现及内镜活检表现，做出正确的诊断，必须预先理解作为这些病变表现背景的、各种息肉病变的组织病理学构成。

本文除肿瘤性病变以外，拟以散发性或孤立性发生于胃黏膜面的息肉病变中常见的胃底腺息肉和增生性息肉，以及其他比较罕见的非肿瘤性息肉病变为主，就其病理学特征和组织结构，在考虑与内镜表现之间的相关性的同时进行概述。从这一角度来看，笔者认为最好是与肿瘤性病变一样，分为以上皮性变化为主的来源于黏膜组织的病变和以黏膜下为主的起因于肿瘤性病变的病变进行阐述比较合适。下面便大致分为这两大类进行阐释。另外，在本文所记载的病变中，也包括了尽管以往从形态学上一直被视为非肿瘤性病变，但近年来被阐明有基因突变而从病理学上被定位为肿瘤性病变的病变，但一般认为在日常的诊断和处置上与

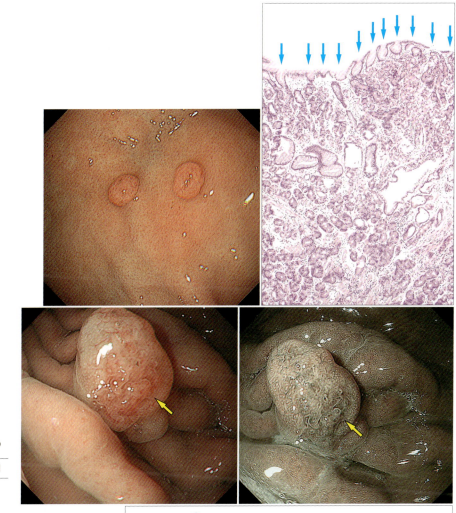

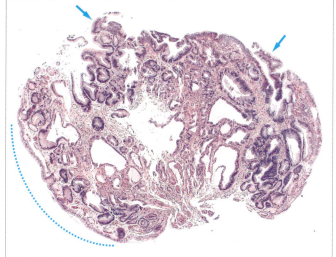

a b
c d
e

图1 胃底腺息肉

a 常规内镜像（胃体上部）。见有2个与周围黏膜同色～略发红的半球状小隆起性病变。

b a的组织病理像。见有胃底腺腺泡排列的混乱和不规则的蛇形和分支，以及胃底腺腺泡区的小凹上皮样黏液细胞的出现，可以观察到由它们所致的小囊肿形成。小凹虽然缩短，但仍保持小凹本身的形态（蓝色箭头所指）。黏膜固有层呈水肿状，未见炎性细胞增加。

c、d 部分伴有发育异常（dysplasia）的胃底腺息肉病例的内镜像（胃体部，8 mm大小）。

c：常规内镜像；d：NBI像。在黄色箭头所指处见有明显发红的不规则区（一部分可见乳头状形态），其他区域则呈类似于周围黏膜表现的规则的类圆形小凹开口部。

e 取材自c、d黄色箭头所指处附近的活检组织病理像。在左下侧（蓝色虚线标示的范围）可以观察到胃底腺息肉的表现，但在右上侧的表面侧广泛见有由深染的、具假复层梭形核的柱状上皮构成的发育不良的腺管。一部分还可以观察到乳头状的形态（蓝色箭头所指），被视为相当于内镜像的不规则区域。

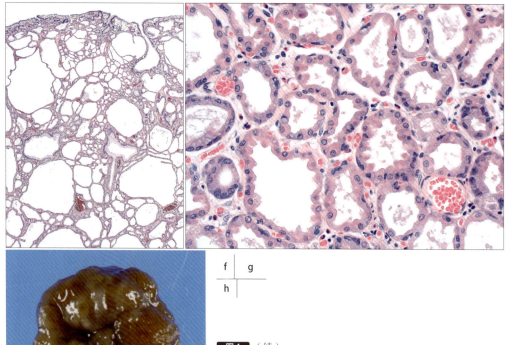

图1（续）

f、g PPI相关性胃底腺息肉的组织病理像。可以观察到呈囊肿性变化的巨大的腺体密集性多发，还可以观察到由小凹上皮样黏液细胞构成的扩张腺体的混合存在，以及小凹的缩短（f）。壁细胞增加，其细胞质呈鞋钉样向腺腔侧突出（g）。

h f、g病例内镜切除标本的福尔马林固定后肉眼观察像。1.5 cm大小的带蒂息肉。可以观察到表面呈分叶状的有紧满感的表现。

以往一样。

以上皮性变化为主的来源于黏膜组织的息肉病变

作为胃息肉病变，通过内镜容易捕捉到病变本身所引起的表面变化的病变是以发生率最高的胃底腺息肉和增生性息肉为代表的、以上皮性变化为主的、来源于黏膜组织的息肉病变。在与其他肿瘤性病变相鉴别的同时，这些病变的一部分有时也会产生肿瘤性变化/癌，为了进行辨识，也有必要预先充分了解这些息肉病变自身的组织结构。下面就胃底腺息肉、增生性息肉以及被认为是后者的鉴别对象的Peutz-Jeghers（P-J）型息肉进行介绍。

1. 胃底腺息肉（图1）

胃底腺息肉（fundic gland polyp）通常在不伴有幽门螺杆菌（*Helicobacter pylori*）感染的、缺乏活动性炎症和萎缩表现的胃底腺黏膜区可以被观察到，是大小为5 mm左右的半球状隆起性病变，多为与周围黏膜同色或略微呈发红（图1a）。作为病变的病理学定位，过去一直被认为是增生性或错构瘤性的，但因为近来见有不少关于β-catanine基因突变的报道，也开始被认为是肿瘤性病变。

胃底腺息肉本质上的组织病理学特征是构成胃底腺黏膜组织的各种腺上皮细胞成分的量及结构的变化/紊乱（常常伴有小囊肿形成）。从呈现既有组织成分的量/结构的变化这一意义上说是错构瘤性的，从作为结果呈现出黏膜组织的局限性增厚这一意义上说也可以说是增生性的。具体来说可以观察到以下表现：①胃底腺腺泡的排列紊乱、不规则的蛇形和分支/出芽表现；②构成胃底腺腺泡的细胞的数量/质的变化（壁细胞的增加和壁细胞/主细胞在表层侧的分布、小凹上皮样黏液细胞的出现）；③胃底腺腺泡区的小囊肿形成（囊肿壁由壁细胞／主细胞、颈部黏液细胞、小凹上皮样黏液细胞等构成）；④小凹的变浅；⑤增殖细胞不仅出现于原本就是增殖带的腺颈部，也出现在深部的胃底腺腺泡区；⑥黏膜固有层稍呈水肿样，炎性细胞的增加较少（**图1b**）。这其中能够反映到内镜表现中的是小凹部分的变化，虽然可以观察到小凹的变浅，但小凹的形态本身被保持。一般认为，胃底腺息肉的内镜表现是呈规则的类圆形小凹开口部，对应于类似于周围的胃底腺黏膜表现（**图1c、d**）。

据报道，长期服用质子泵抑制剂（proton pump inhibitor，PPI）与胃底腺息肉的发生／多发以及息肉径的增大有关，这种情况也容易发生于不伴有幽门螺杆菌感染的黏膜上。据报道，与PPI相关的胃底腺息肉有大多大于5 mm的趋势，而且也有小于5 mm的息肉随时间增大到10 mm以上的病例。PPI相关性胃底腺息肉与非PPI相关性胃底腺息肉相比，可以观察到在胃底腺腺泡区的壁细胞的增加及其细胞质向腺腔侧的鞋钉（hobnail）状突出表现，即壁细胞增生和突出（parietal cell hyperplasia and protrusion），以及小凹上皮样上皮的增加，增殖细胞的增加明显，见有更大型的囊肿性变化多发的趋势（**图1f、g**）。伴有上述表现的肿大的胃底腺息肉，在内镜下表面呈凹凸不平或分叶状，也被表述为水肿样的外观（**图1h**）。

虽然罕见，但也有散发性的胃底腺息肉合并异型增生（dysplasia）或黏膜内腺癌的报道。这些发育异常和腺癌是以息肉表面为主体增殖的分化良好的肿瘤（**图1e**），一般认为通过内镜可以捕捉到与胃底腺息肉不同的表面结构以及血管结构的异常（**图1c、d**）。

2. 增生性息肉（图2）

"增生性息肉（hyperplastic polyp）"这一术语在胃一般被用于以小凹上皮的增生性改变为主的息肉病变，也被称为小凹上皮型增生性息肉（foveolar type hyperplastic polyp）。另一方面，在被诊断为"增生性息肉"的病变中，除了呈后述表现的狭义的"增生性息肉"外，有可能还包括以小凹的单纯性延长为主而间质变化表现较少（focal）的息肉样小凹增生（polypoid foveolar hyperplasia，PFH），以及小凹上皮的增生性变化在深部组织明显，而在间质则是平滑肌束和厚壁的血管明显的胃黏膜脱垂息肉（gastric mucosal prolapse polyp）等可以在组织病理学上被区分的病变，因为所谓的章鱼吸盘样糜烂［中村（卓）分类Ⅱ型息肉］也伴有小凹上皮的增生性变化，认为也有作为"增生性息肉"被辨识的。另一方面，与长期服用PPI有关，也会产生相当于PFH的息肉病变，这也被作为"增生性息肉"。无论上面哪一种都有可能在内镜下作为类似的表现被捕捉到，但下面将聚焦于狭义的"增生性息肉"进行介绍。

伴于幽门螺杆菌感染的慢性活动性胃炎，以及作为其结果，呈萎缩性胃炎的黏膜被认为是增生性息肉的主要背景黏膜，迄今为止，在幽门螺杆菌感染率较高的日本，它们占了增生性息肉背景黏膜的大部分。在这样的背景黏膜上发生的典型的增生性息肉，是明显发红的穹隆状或半球状的息肉病变，多数病变的大小可达1 cm左右。当病变进一步增大时，也可以看到带蒂病变，呈多结节状和分叶状，并且经常在表面见有附着白苔的区域（**图2a～c**）。

在组织病理学上，增生性的小凹上皮形成呈蛇形／延长的小凹，或呈小凹的不规则分支和囊肿状扩张不同程度地混合在一起的表现。同时，尽管通常水肿、毛细血管增生／扩张所致的肉芽组织样变化不是很明显，但呈不同程度的炎性细胞浸润这样的表现见于较大范围的间质是特征性的，一般认为间质的变化也参与病变的形成，往往在表面的一部分伴有糜烂和炎性渗出物（**图2d**）。顺便说一下，在增生性息肉内发生肠上皮化生的情况很少，即使在被观察到的情况下也仅限于一小部分。通过增生性上皮和扩大的间质，表面形成簇生的组织结构，被视为对应于内镜表现中所见有的鱼鳞

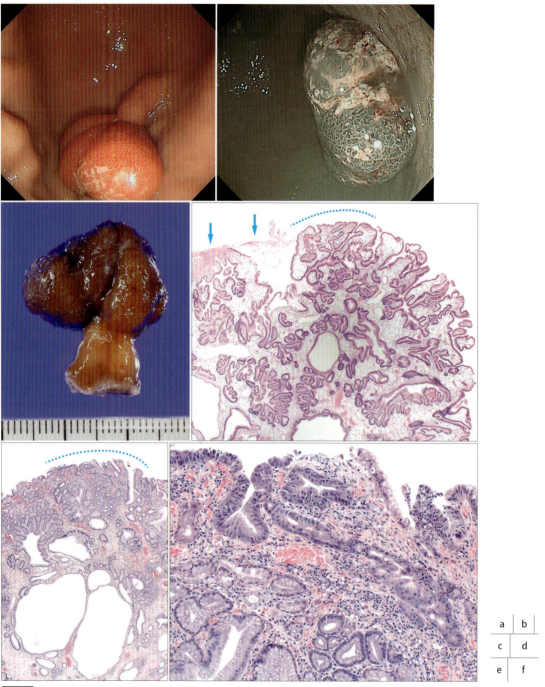

图2 增生性息肉

a、b 内镜像（幽门前庭部）。**a**：常规内镜像，**b**：NBI像。为明显发红的带蒂病变，在一部分表面见有不规则的白苔附着区域。可以观察到鱼鳞样的表面结构。

c a、b病例内镜切除标本的福尔马林固定后肉眼观察像。为2.5 cm大小的带蒂息肉病变，表面呈明显发红的分叶状。

d a～c病例的组织病理像。增生性的小凹上皮呈蛇形/延长、不规则的分支、囊肿样扩张。伴有呈水肿性炎性肉芽组织样的大面积间质。它们形成簇生的表面结构（蓝色虚线所示的范围），被认为是对应于内镜表现中观察到的鱼鳞样表现。在一部分表面常常见有炎性渗出物和糜烂（蓝色箭头所指），对应于白苔表现。

e、f 伴有腺癌的增生性息肉的组织病理像。在1.3 cm大小的增生性息肉的表面，发现有微小的高分化管状腺癌（**e**，蓝色虚线所示的范围）。**f**是**e**的蓝色虚线所示部分的一部分放大像。

样表现或乳头状 / 绒毛状表现，糜烂和炎性渗出物对应于白苔（**图2b、d**）。肉芽组织样间质的血管在NBI放大像中作为扩张的血管被辨识。

据报道，在增生性息肉的百分之几中伴有腺癌（或有时被诊断为发育异常），而癌变率取决于增生性息肉的大小，多在超过1 cm的大型病变中可以发现伴有腺癌。腺癌或发育异常的发生主要见于息肉的表面，包括腺癌在内多为分化良好的肿瘤（**图2e、f**）。在这些区域肿瘤腺管具有区域性，与增生性腺管相比呈密集增殖，但在内镜下可以作为与增生性息肉区域不同的黏膜结构/血管不规则区域被捕捉到。另一方面，在糜烂部位，除了增生性上皮外还有再生性变化，幼稚化的上皮呈核小体明显肿大的核和双染性的细胞质，有时看起来呈异型性，尤其是对活检组织，有时需要注意不要过度夸大评价异型性。

所谓的呈树莓型息肉的低度异型的小凹上皮型胃癌，虽然在内镜下呈类似于增生性息肉的明显发红的息肉病变，但与增生性变化相比，呈现提示不均一形态的绒毛样表面结构和窝间部异常血管增生等肿瘤性变化的表现。另外，大多发生于不伴有幽门螺杆菌感染的无萎缩的胃底腺区域，背景黏膜与发生于幽门螺杆菌感染胃黏膜的增生性息肉不同。

3. P-J型息肉（**图3**）

在小肠和大肠中有时可以发现与见于Peutz-Jeghers综合征（Peutz-Jeghers syndrome，PJS）的息肉呈同样的组织病理学表现的孤立性息肉病例（P-J型息肉病例），但发生于胃的孤立性息肉病例非常罕见。无论如何，都需要经常事先考虑到PJS的可能性。

P-J型息肉一般以从黏膜肌层抬高的平滑肌束包绕由增生性上皮构成的腺管群而分区化的组织病理学表现为特征，但由于胃P-J型息肉呈小凹上皮的增生性变化，因此，一般认为需要通过组织病理学与增生性息肉相鉴别。与增生性息肉相比，增生性小凹上皮腺管更加

密集，在间质平滑肌束明显这一点可以鉴别，而胃的P-J型息肉见有平滑肌束细而不明显的趋势。另一方面，由于在增生性息肉的间质也可以观察到若干的平滑肌束，所以有必要整体观察捕捉整个息肉的组织结构进行诊断（**图3a**）。在息肉的表层可以观察到水肿和伴有毛细血管扩张的轻度炎症性间质，只看这部分时很难与增生性息肉相区别（**图3b**），而反映于内镜表现中的部分正是这样的表层部分，所以认为在内镜下呈发红的类似于增生性息肉的表现（**图3c**）。与小肠和大肠相比，认为胃的P-J型息肉多是广基性的病变。虽然在胃息肉病例中尚不明确，但据报道在小肠和大肠的P-J型息肉有包含癌的癌变病例中，应该注意。

以黏膜下为主体的病变所引起的息肉病变

通过黏膜下的病变抬高黏膜而形成的息肉病变，除了糜烂/溃疡形成部以外的病变表面被原有黏膜所覆盖。在内镜表现中可以捕捉到的虽然是覆盖表面的原有黏膜，但考虑到与病变独立的黏膜的变化以及伴随病变所引起的挤压/抬高的继发性变化的可能性。一般认为呈多种多样表现的被覆黏膜组织是原有黏膜组织的黏膜下肿瘤（submucosal tumor，SMT）样病变这一认识，在诊断时是重要的。作为由非肿瘤性的黏膜下病变形成的主要的胃息肉病变，笔者想在此介绍错构瘤性内翻性息肉（hamartomatous inverted polyp，HIP）、异位胰腺（heterotopic pancreas）、炎性类纤维息肉/炎性纤维样息肉（inflammatory fibroid polyp，IFP），而黏膜下病变和被覆黏膜组织之间的关系各个不同之点值得注意。

1. 错构瘤性内翻性息肉（HIP）（**图4**）

非肿瘤性黏膜组织的一部分以胞巢状侵入黏膜肌层下的黏膜下组织中的被称为黏膜下异位胃腺（submucosal heterotopic gastric gland）。可以观察到黏膜下异位胃腺呈现从显微镜下可见大小的病灶到由于黏膜的抬高而引

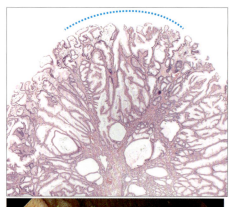
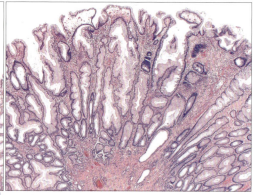
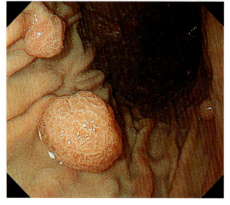

a	b
c	

图3 P-J型息肉（PJS病例）

a、b 组织病理像。增生性小凹上皮腺管密集增生，虽然不太明显，但可以观察到被狭窄而放射状抬高的平滑肌束隔开的扇状的区域化表现（**a**，蓝色虚线所示的范围）。息肉的表层部呈伴有水肿和扩张毛细血管的轻度炎症性间质，还可以观察到增生性息肉样表现。

c **a、b**病例的常规内镜像（胃体部）。半球状的亚蒂息肉表面发红，呈鱼鳞样表现。

起的平坦的小隆起以胃体部为主体多发，一般认为伴于幽门螺杆菌感染的慢性胃炎所引起的反复、持续的黏膜损伤是其主要的成因。另一方面，黏膜下异位胃腺有时形成单发性的较大型息肉病变，被称为"HIP"。HIP多见于胃体上部/胃穹隆部这样的胃底腺黏膜区域。

在HIP中，侵入黏膜下组织的黏膜组织形成分叶的结节状病变（**图4a**）。侵入的黏膜组织由小凹上皮和幽门腺/假幽门腺、胃底腺之类的胃黏膜上皮成分和黏膜固有层样的间质组成。在分叶间和病变部周围，伴有不同程度来源于走行紊乱的黏膜肌层的平滑肌束。从含有黏膜肌层的原有黏膜组织成分呈组织结构紊乱这一点来看，是错构瘤性的（hamartomatous）。不同程度地伴有内腔扩张的腺体组织（**图4b**），扩张腺体明显的病变看起来像是多囊性的囊肿性病变。另外，有时也可以观察到呈单囊性囊肿性病变的病例。囊肿化被认为与病变尺寸的增大有关。在间质有时伴有成肌纤维细

胞的增生，该部分被采集到活检组织中的情况下，与间叶源性肿瘤之间的鉴别有可能会成为问题。

在HIP中，侵入于黏膜下组织的结节状黏膜组织引起原有黏膜组织的向上抬高。作为引起黏膜抬高原因的黏膜下组织病变来源于黏膜组织，但黏膜组织陷入黏膜下组织或内翻侵入的部分一般来说范围较小。因此，病变的大部分为存在于黏膜下组织并被原有黏膜所覆盖的状态（**图4a**），形成SMT样的广基性、亚蒂性或带蒂性息肉病变（**图4c**）。在黏膜组织陷入黏膜下组织或内翻的部分，有时在表面会呈现小凹陷。虽然在HIP内发生腺癌的病例中很少见，但在发生腺癌的情况下，其表面也被非肿瘤性的原有黏膜所覆盖，从黏膜面的诊断变得困难。

虽然HIP表面的覆盖黏膜多为未见幽门螺杆菌感染的黏膜，但包括陷入/内翻部位附近，可以确认黏膜的萎缩性变化和小凹上皮的增生

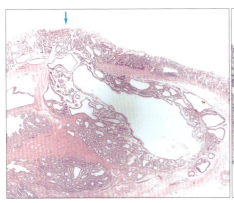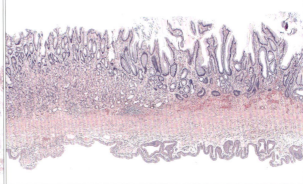

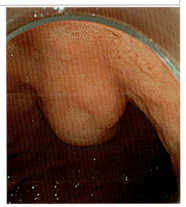

图4 错构瘤性内翻性息肉（HIP）

a 组织病理像。黏膜组织在狭小的部位（蓝色箭头所指）内翻而侵入黏膜下组织，形成分叶的结节状病变。侵入的黏膜组织不规则地含有小凹上皮、幽门腺、假幽门腺、胃底腺等成分。在分叶间伴有被认为是源于走行紊乱的黏膜肌层的平滑肌束。不同程度地呈内腔扩张的腺体组织。

b 与a不同部位的组织病理像。黏膜肌层正下方的黏膜组织呈囊肿性病变样。被覆黏膜虽然是以胃底腺黏膜为主（左半部），但也可以观察到呈腺体萎缩和小凹上皮增生的部分（右半部）。

c a、b的常规内镜像（胃体下部）。可以观察到被与周围呈同样表现的黏膜组织所覆盖的、2 cm大小的穹隆状隆起性病变。

性变化（**图4a、b**），看起来似乎病变的成因与某种黏膜损伤有关。

2. 异位胰腺（图5）

被称为异位胰腺（heterotopic pancreas）或迷走胰腺（aberrant pancreas）的病变，是在原本不存在胰腺组织的部位，在与正常胰腺之间无连续性的状态下可以观察到胰腺组织的情况，由于是作为需要与肿瘤进行鉴别的肿瘤性病变被观察到，是过去一直被称为迷芽瘤（choristoma）的病变之一。病变部位被分为含有胰管组织的所有构成成分（外分泌腺泡、胰管、胰岛）的病变（Ⅰ型）、仅含有胰管组织的病变（Ⅱ型）、仅含有外分泌腺泡组织的病变（Ⅲ型）和仅含有胰岛组织的病变（Ⅳ型）。虽然有时也会呈现胰管组织的扩张，尤其是在Ⅱ型常常可以观察到胰管组织的扩张，在其周围伴有平滑肌组织的增生。

在胃多见于前庭部的黏膜下，抬高黏膜呈穹隆状，或形成略平坦的SMT样息肉病变（**图5a、c**）。病变的一部分累及黏膜，在黏膜面有时伴有被称为脐窝的凹陷，但病变的主体存在于黏膜下组织和固有肌层中，基本上与黏膜的状态无关。覆盖表面的原有黏膜，既可以有萎缩不明显的情况，也可以有高度萎缩的情况（**图5b、d**）。

异位胰腺有时会表现出胰腺炎的表现，另外，也有源于异位胰腺的腺癌和其他胰腺肿瘤发生的报道，在伴有这些病状的情况下，有可能病变的形态会被改变，与上述的形态不同。

3. 炎性纤维样息肉（IFP）（图6）

IFP是间叶源性细胞的良性增殖性病变。长期以来人们一直认为IFP是对于幽门螺杆菌感染所引起的慢性胃炎等的非肿瘤性反应性病变，但现在已经明确了很多IFP具有 *PDGFRA* 基因的功能获得性突变，在病理学上逐渐被定位为肿瘤性病变。但是，从日常诊断的角度考虑，一般认为作为良性病变与其他非肿瘤性病变之间的鉴别也是很重要的病变，包括这个问

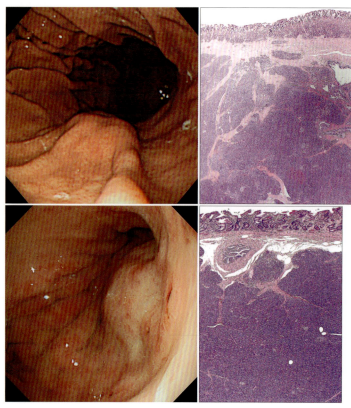

图5 异位胰腺

a 常规内镜像（胃体部）。见有伴桥形皱襞（bridging fold）的2 cm大小的SMT样穹隆状隆起。

b a的组织病理像。在黏膜肌层正下方可以观察到以外分泌腺腺泡组织为主体的结节状胰组织，还可以确认胰岛和内腔有点扩张的胰管组织。表面被无萎缩性变化的胃底腺黏膜所覆盖。

c 常规内镜像（胃体下部）。见有3 cm大小的SMT样穹隆状隆起。

d c的组织病理像。在黏膜下观察到伴有小型胰岛组织的外分泌腺腺泡组织呈结节状，在黏膜肌层正下方可以确认少量的胰管组织。被覆黏膜为呈广泛肠上皮化生的萎缩黏膜。

题在内在此进行介绍。

IFP的组织病理学表现是特异性的，由梭形核和比较狭长的嗜酸性细胞质构成的细胞，在毛细血管丰富、伴有炎性细胞浸润的水肿状间质中比较稀疏地增殖，形成没有被膜的结节性病变。增殖细胞在血管周围呈同心圆状排列的表现是特征性的。虽然浸润的炎性细胞多种多样，但在许多病例中是以嗜酸性粒细胞明显这一点为特征的（图6a）。

病变的主体位于黏膜深部或黏膜下层，而在黏膜下层的情况下病变也常常波及黏膜深部。在小肠等部位的IFP多为在表面呈广泛性糜烂的病变，而胃的IFP以呈现在表面上残存原有黏膜组织的SMT样息肉病变为主体，形态多种多样，从平坦的隆起到穹隆状、半球状、带蒂性的息肉病变（图6b、c）。病变本身波及黏膜的区域作为发红/凹陷区域被辨识，其中一部分呈现明显的糜烂/溃疡区域。即便是病变本身没有波及表面的黏膜组织，也不同程度地有炎性细胞浸润，在不少病例中被覆黏膜引起包括间质在内的小凹上皮的增生性变化（图6c、d），当只看表面表现时也看起来像是增生性息肉样。

由于IFP病变常常波及黏膜，因此其一部分很容易被采取到活检组织中。虽然在看病变整体的组织病理学表现能够掌握上述特征性表现的情况下，通过组织病理学诊断比较容易，但认为在活检组织中需要与炎性肉芽组织和其他的间叶源性肿瘤进行鉴别。其特征是增殖中的梭形细胞在免疫组织化学染色中呈现CD34阳性，同时KIT和S-100蛋白、结蛋白（desmin）、细胞角蛋白（cytokeratin）等呈阴性表现对诊断很有用。在部分病例中有时 α-平滑肌肌动蛋白（α-smooth muscle actin）呈

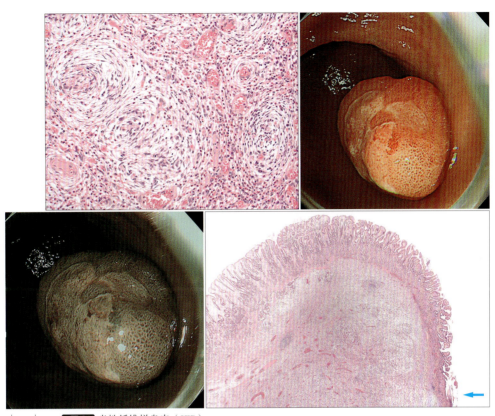

a	b
c	d

图6 炎性纤维样息肉（IFP）

a 组织病理像（黏膜下病变部的高倍放大像）。具有少量细胞质的梭形细胞在富于毛细血管和嗜酸性粒细胞浸润的水肿样间质中比较稀疏地增殖。可以观察到增殖细胞在血管周围呈同心圆状排列的表现。

b、c a的内镜像（幽门前庭部）。**b**：常规内镜像；**c**：NBI像。呈2 cm大小的亚蒂性隆起，表面呈细小的鱼鳞样表现。在顶部侧伴有不规则形的糜烂/溃疡区。

d 组织病理像（与a～c为同一病例，包括被覆黏膜部分的低倍放大像）。被覆黏膜部分含有间质的小凹上皮的增生性变化很明显，黏膜固有层呈水肿状。蓝色箭头所指处是糜烂/溃疡部位，黏膜下的病变一直达到表面。邻近该部分的黏膜上皮呈再生性。

阳性。

结语

本文就散发性/孤立性发生于胃黏膜面的非肿瘤性病变息肉，分为以上皮性变化为主体的起源于黏膜组织的病变和以黏膜下为主体的起因于肿瘤性病变的病变，在考虑与内镜表现相关性的同时，概述了其组织病理学表现。为了正确地进行内镜诊断以及内镜活检诊断，预先了解包括背景黏膜在内的病变的组织病理学构成是如何反映到病变整体的形态中是非常重要的。

参考文献

[1]Haruma K, Sumii K, Yoshihara M, et al. Gastric mucosa in female patients with fundic glandular polyps. J Clin Gastroenterol 13: 565–569, 1991.

[2]Borch K, Skarsgård J, Franzén L, et al. Benign gastric polyps: morphological and functional origin. Dig Dis Sci 48: 1292–1297, 2003.

[3]小林隆，芳野純治，乾和郎，他. Helicobacter pyloriに起因しないとされる胃粘膜病変の形態―胃底腺ポリープ. 胃と腸 41: 1077–1081, 2006.

[4]入口陽介，小田丈二，水谷勝，他. 胃腫瘍性病変の内視鏡診断―胃ポリープ/腫瘍様病変の診断. 胃と腸 55: 603–611, 2020.

[5]Odze RD, Marcial MA, Antonioli D. Gastric fundic gland polyps: a morphological study including mucin histochemistry, stereometry, and MIB-1 immunohistochemistry. Hum Pathol 27: 896–903, 1996.

[6]Abraham SC, Nobukawa B, Giardiello FM, et al. Sporadic fundic gland polyps: common gastric polyps arising through

activating mutations in the beta–catenin gene. Am J Pathol 158: 1005–1010, 2001.

[7]Sekine S, Shibata T, Yamauchi Y, et al. Beta–catenin mutations in sporadic fundic gland polyps. Virchows Arch 440: 381–386, 2002.

[8]Fukuda M, Ishigaki H, Sugimoto M, et al. Histological analysis of fundic gland polyps secondary to PPI therapy. Histopathology 75: 537–545, 2019.

[9]山階武, 上堂文也, 石原立, 他. 胃ポリープの分類と鑑別—NBI拡大観察での特徴. 胃と腸 47: 1209–1215, 2012.

[10]Choudhry U, Boyce HW Jr, Coppola D. Proton pump inhibitor–associated gastric polyps: a retrospective analysis of their frequency, and endoscopic, histologic, and ultrastructural characteristics. Am J Clin Pathol 110; 615–621, 1998.

[11]Jalving M, Koornstra JJ, Wesseling J, et al. Increased risk of fundic gland polyps during long–term proton pump inhibitor therapy. Aliment Pharmacol Ther 24: 1341–1348, 2006.

[12]菅原通子, 今井幸紀, 齊藤詠子, 他. プロトンポンプ阻害薬長期投与中に増大した胃底腺ポリープの検討. Gastroenterol Endosc 51: 1686–1691, 2009.

[13]Hongo M, Fujimoto K; Gastric Polyps Study Group. Incidence and risk factor of fundic gland polyp and hyperplastic polyp in long–term proton pump inhibitor therapy: a prospective study in Japan. J Gastroenterol 45: 618–624, 2010.

[14]青井健司, 安永祐一, 松浦倫子, 他. プロトンポンプ阻害薬長期服用中に発生した胃底腺ポリープ内にdysplasiaを認めた1例. 胃と腸 47: 1270–1274, 2012.

[15]上尾哲也, 都甲和美, 本田秀穂, 他. NBI拡大観察が有用であった散発性胃底腺ポリープ癌化の2例. 胃と腸 53: 1529–1535, 2018.

[16]Abraham SC, Park SJ, Mugartegui L, et al. Sporadic fundic gland polyps with epithelial dysplasia: evidence for preferential targeting for mutations in the adenomatous polyposis coli gene. Am J Pathol 161: 1735–1742, 2002.

[17]Stolte M. Hyperplastic polyps of the stomach: associations with histologic patterns of gastritis and gastric atrophy. Am J Surg Pathol 25: 1342–1344, 2001.

[18]Ban S, Shimizu M. Gastrointestinal polyps in humans. In Bamba H, Ota S (eds). Recent Advances in Gastrointestinal Carcinogenesis. Transworld Research Network, Kerala, pp 197–214, 2006.

[19]Gonzalez–Obeso E, Fujita H, Deshpande V, et al. Gastric hyperplastic polyps: a heterogeneous clinicopathologic group including a distinct subset best categorized as mucosal prolapse polyp. Am J Surg Pathol 35: 670–677, 2011.

[20]大草敏史, 堀内洋志, 荒川廣志, 他. 胃ポリープの自然史とmalignant potential—腺窩上皮型過形成性ポリープ. 胃と腸 47: 1216–1226, 2012.

[21]Mitsufuji S, Tsuchihashi Y, Kodama T. Histogenesis of hyperplastic polyps of the stomach in terms of cellular proliferation. J Gastroenterol 29: 559–568, 1994.

[22]福山知香, 柴垣広太郎, 三上博信, 他. Helicobacter pylori未感染者の胃底腺粘膜に多発した低異型度胃型腺癌（腺窩上皮型）と腺窩上皮型過形成性ポリープの1例. 胃と腸 54: 265–272, 2019.

[23]Zou BC, Wang FF, Zhao G, et al. A giant and extensive solitary Peutz–Jeghers–type polyp in the antrum of stomach: case report. Medicine (Baltimore) 96: e8466, 2017.

[24]Burkart AL, Sheridan T, Lewin M, et al. Do sporadic Peutz–Jeghers polyps exist? Experience of a large teaching hospital.

Am J Surg Pathol 31: 1209–1214, 2007.

[25]Genevay M, Lauwers GY. Polyps and tumour–like lesions of the stomach. In Shepherd NA, Warren BF, Williams GT, et al (eds). Morson and Dowson's Gastrointestinal Pathology, 5th ed. Wiley–Blackwell, Oxford, pp 162–179, 2013.

[26]友松雄一郎, 芳野純治, 乾和郎, 他. 単房性囊胞から成る胃hamartomatous inverted polypの1例. 胃と腸 45: 287–293, 2010.

[27]磯辺太郎, 秋葉純, 橋本宏介, 他. 術前検査で間葉系腫瘍を疑い腹腔鏡下胃局所切除術を施行した胃hamartomatous inverted polypの1例. 日消外会誌 48: 201–207, 2015.

[28]太平周作, 長谷川洋, 小木曽清二, 他. 粘膜下異所性胃腺より発生したと考えた粘膜下腫瘍様形態を呈した早期胃癌の1例. 胃と腸 37: 233–237, 2002.

[29]西村誠. 腫瘍性疾患—異所性胃腺から発生した胃癌. 胃と腸 50: 751–753, 2015.

[30]岩城智之, 平澤大, 長南明道, 他. 胃粘膜下腫瘍の通常内視鏡・超音波内視鏡診断. 胃と腸 52: 1283–1290, 2017.

[31]岸野真衣子, 村田洋子, 中村真一, 他. 上腹部痛を伴い, 経過中に増大した胃迷入膵の1例. 胃と腸 45: 567–574, 2011.

[32]小澤俊文, 和知栄子. 胃炎症性類線維ポリープの多彩な内視鏡所見—診断のポイント. 胃と腸 52: 1324–1330, 2017.

Summary

Pathology of Nonneoplastic Gastric Polyps

Shinichi Ban[1], Yoko Sato,
Jun Matsushima, Taiki Sato,
Akiko Fujii, Yuko Ono,
Ikuhiro Kobori[2], Yasumi Katayama

Sporadic/solitary nonneoplastic polypoid lesions arising in the stomach, including some benign lesions that were formerly considered nonneoplastic but have recently been referred to as neoplastic based on any genetic alterations, comprise the following two categories: lesions of the mucosa origin predominantly caused by epithelial change and lesions caused by a submucosal tumorous mass elevating the mucosa. The former includes fundic gland polyp and hyperplastic polyp, polypoid lesions that are most frequently found in the stomach. Rare Peutz–Jeghers type polyps could be lesions that need to be differentiated from hyperplastic polyps. Major lesions included in the latter type are hamartomatous inverted polyp, heterotopic pancreas, and inflammatory fibroid polyp; in each of these, the relationship between the submucosal mass and the overlying mucosa is different. The recognition of the histopathologic architecture of each lesion including the findings of the background mucosa is an essential basis for the differential diagnosis of these lesions.

[1]Department of Pathology, Dokkyo Medical University Saitama Medical Center, Koshigaya, Japan.

[2]Department of Gastroenterology, Dokkyo Medical University Saitama Medical Center, Koshigaya, Japan.

十二指肠非肿瘤性息肉的内镜表现

辻 重继 [1]

片柳 和义 [2]

湊 宏

波佐谷 兼庆 [3]

海崎 泰治 [4]

土山 寿志 [1]

摘要 ● 由于发生于十二指肠的非肿瘤性隆起性病变呈比较丰富多彩的形态，所以仅通过常规的内镜观察很难进行定性诊断。另外，在局限性的非肿瘤性隆起性病变中，具有特征性组织病理学表现的病变被称为肿瘤样病变，被指出有可能是腺癌的癌前病变或胃型肿瘤的发源地。本文除了发生率高的异位胃黏膜和Brunner腺增生外，还对胃上皮化生、胃小凹上皮型增生性息肉、黏膜-黏膜下拉长型息肉（muco-submucosal elongated polyp）、淋巴管瘤、Peutz-Jeghers型息肉和异位胰腺，包括NBI联合放大观察表现在内，以内镜表现为中心进行了概述。在考虑与十二指肠上皮性肿瘤之间的鉴别诊断上，理解它们的病理和特征是很重要的。

▉关键词 **十二指肠 非肿瘤性 肿瘤样病变 NBI 联合放大观察 隆起性病变**

[1] 石川县立中央病院消化器内科 〒920-8530 金沢市鞍月東 2 丁目 1
E-mail : shigetsugu1909@yahoo.co.jp
[2] 同 病理诊断科
[3] 福井县立病院消化器内科
[4] 同 病理诊断科

前言

近年来，由于内镜检查的普及和内镜仪器的发展，遇到十二指肠病变的机会在增加，指出了早期诊断和微创治疗的必要性，人们逐渐认识到在常规检查中进行十二指肠观察的重要性。

十二指肠被与空肠、回肠同样的由绒毛和隐窝构成的小肠型上皮所覆盖，直至起源于前肠的乳头部附近，在黏膜下存在有 Brunner 腺。Brunner 腺具有与胃的黏液腺同样的性质，由于糜烂和溃疡而向胃小凹上皮分化。另外，在十二指肠黏膜和 Brunner 腺内还常常可以观察到胃底腺型细胞。与胃和大肠相比，黏膜固有层内的淋巴管、血管丰富这一点也是十二指肠的特征。

在十二指肠，非肿瘤性病变比较多见，肿瘤性病变仅占全部病变的 1/4 以下，因此了解非肿瘤性病变的内镜特征非常重要。在局限性的非肿瘤性病变中，被辨识为隆起并具有特征性组织病理学表现的病变被称为肿瘤样病变，而在肿瘤样病变中，异位胃黏膜和 Brunner 腺增生占大部分，其他还见有异位胰腺和错构瘤等。

本文主要对通过活检和内镜切除在组织理学上得到诊断的非肿瘤性隆起性病变，在展示实际病例的同时，以包括窄带成像（narrow band imaging，NBI）联合放大观察表现在内的内镜表现和组织病理学表现为中心进行概述。

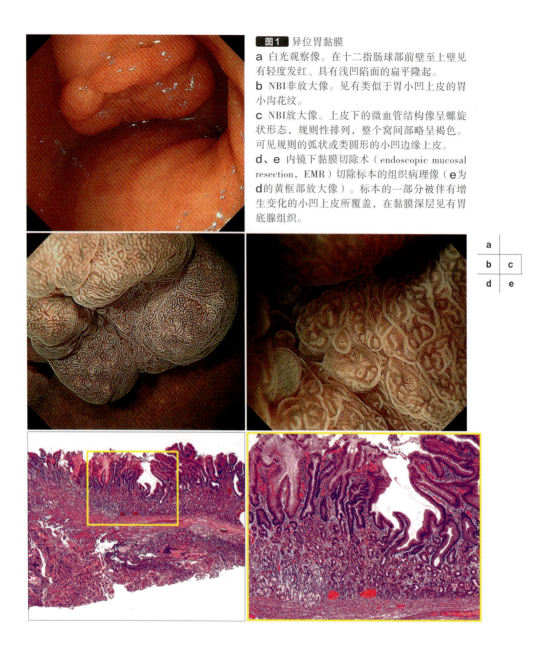

图1 异位胃黏膜

a 白光观察像。在十二指肠球部前壁至上壁见有轻度发红、具有浅凹陷面的扁平隆起。

b NBI非放大像。见有类似于胃小凹上皮的胃小沟花纹。

c NBI放大像。上皮下的微血管结构像呈螺旋状形态，规则性排列，整个窝间部略呈褐色。可见规则的弧状或类圆形的小凹边缘上皮。

d、e 内镜下黏膜切除术（endoscopic mucosal resection，EMR）切除标本的组织病理像（**e**为**d**的黄框部放大像）。标本的一部分被伴有增生变化的小凹上皮所覆盖，在黏膜深层见有胃底腺组织。

a	
b	c
d	e

异位胃黏膜和胃上皮化生

异位胃黏膜和胃上皮化生是在十二指肠最常遇到的疾病，好发于球部，多呈多发的小隆起。多是把在十二指肠黏膜上具有胃底腺组织和胃型被覆上皮两者定义为异位胃黏膜，而把不伴有胃底腺组织只具有胃型被覆上皮定义为胃上皮化生。关于其形成原因，一般认为异位胃黏膜是先天性胃组织的迷走。另一方面，不

伴有固有胃腺的胃上皮化生是伴随着炎症等而出现的后天性变化。

异位胃黏膜（**图1**）主要见于球部，典型的呈单发或多发、正常色至发红，作为隆起性病变被辨识。有时具有超过 10 mm 开口部，也存在有呈黏膜下肿瘤（submucosal tumor，SMT）样隆起、在中心伴有凹陷的病变，呈现多种多样的表现。

胃上皮化生（**图2**）是表面有光泽的肿大

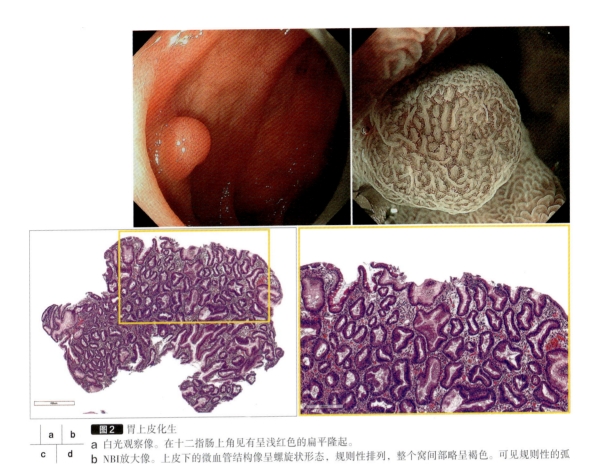

a	b
c	d

图2 胃上皮化生

a 白光观察像。在十二指肠上角见有呈浅红色的扁平隆起。

b NBI放大像。上皮下的微血管结构像呈螺旋状形态，规则性排列，整个窝间部略呈褐色。可见规则性的弧状或类圆形的小凹边缘上皮。

c、d 活检组织病理像（d为c的黄框部放大像）。见有胃小凹上皮化生黏膜。在采取的标本中未见胃底腺组织。

的黏膜或大小不一的平缓隆起多发的病变。在NBI联合放大观察中，可以观察到与幽门螺杆菌（*Helicobacter pylori*）未感染的胃体部和前庭部同样的花纹，并且缺乏绒毛结构，酷似胃小凹上皮的甜甜圈花纹和胃小沟花纹对诊断有所帮助。

异位胃黏膜通常整个病程无形态变化，但也有以异位胃黏膜为起源的腺瘤和癌变的报道，尤其是对大病变和发生形态变化的病变，需要通过详细的观察和活检进行鉴别诊断。另外，据报道在被胃小凹上皮所覆盖的异位胃黏膜和胃上皮化生可以观察到与胃型腺瘤和胃型腺癌共同的 *GNAS* 和 *KRAS* 的突变，被指出其有可能是胃型肿瘤的发源地。

Brunner腺增生

Brunner 腺增生／错构瘤是在组织病理学上可以观察到无异型性的 Brunner 腺过度增殖的病变，虽然也有根据病变的构成成分（脂肪、平滑肌和淋巴组织等）和大小（2 cm 以上）被区分的情况，但一般认为基本上是指相同的病变。在本文中统一为 Brunner 腺增生进行说明。

Brunner 腺增生（**图3**，**图4**）虽然好发于已有 Brunner 腺分布的十二指肠球部（**图3**），但在十二指肠降部的乳头口侧也比较多见。由于从十二指肠黏膜固有层的深层到黏膜下层形成肿瘤，在内镜下呈表面平滑、无蒂或带蒂性的 SMT 样形态（**图4**），在约 10% 的病例中

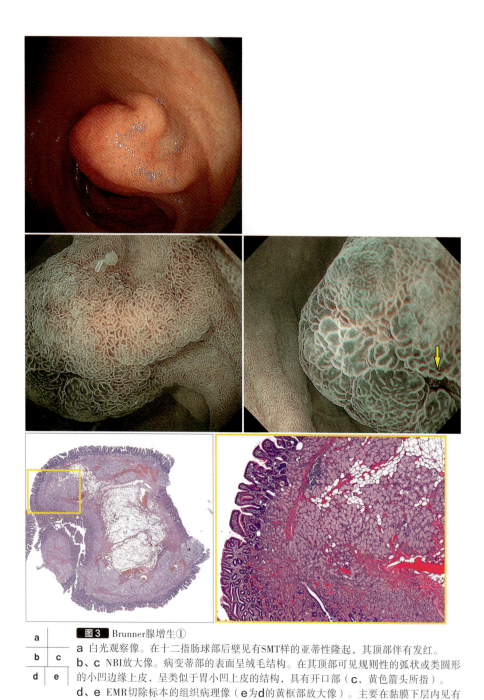

图3 Brunner腺增生①

a 白光观察像。在十二指肠球部后壁见有SMT样的亚蒂性隆起，其顶部伴有发红。

b、c NBI放大像。病变蒂部的表面呈绒毛结构。在其顶部可见规则性的弧状或类圆形的小凹边缘上皮，呈类似于胃小凹上皮的结构，具有开口部（**c**，黄色箭头所指）。

d、e EMR切除标本的组织病理像（**e**为**d**的黄框部放大像）。主要在黏膜下层内见有无异型的Brunner腺的增生。在其表层见有类似于胃小凹上皮的上皮。

见有腺开口部。表面黏膜呈正常绒毛或不整齐而萎缩的绒毛结构，但在凹陷部常可观察到胃上皮化生。在NBI联合放大观察中，在与周围黏膜同样呈指状、叶状或山脊状的十二指肠绒毛中，可以观察到酷似于幽门螺杆菌未感染的胃体部和前庭部的胃小区花纹呈岛状到面状。在超声内镜检查（endoscopic ultrasonography，EUS）中，Brunner腺增生可以作为边界清晰的高回声肿瘤被扫查出来，在其内部多伴有被认为是腺管扩张的低回声～无回声区，有助于诊断。

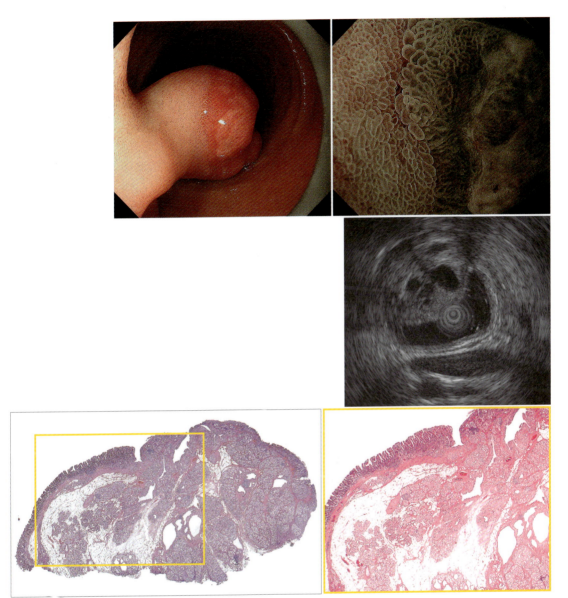

a	b
	c
d	e

图4 Brunner腺增生②

a 白光观察像。在十二指肠上角可见带蒂性隆起。其蒂部与十二指肠黏膜相连续；其头部发红，形成糜烂。

b NBI放大像。病变蒂部的表面呈绒毛结构，在其头部糜烂的周围可见规则性的弧状或类圆形的小凹边缘上皮，呈类似于胃小凹上皮的结构，其边界清晰。

c EUS像（12 MHz）。病变在第2～3层作为高回声肿瘤被扫查出来，在其内部散见有被认为是扩张腺管的无回声区。

d、e EMR切除标本的组织病理像（**e**为**d**的黄框部放大像）。在黏膜下层见有Brunner腺的增生，伴有囊肿样扩张的腺管。在其周围还可观察到脂肪组织。

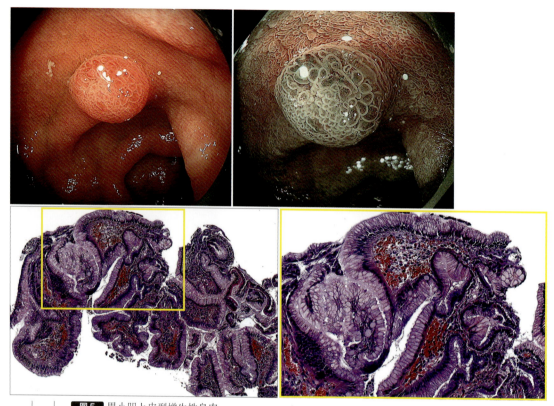

a	b
c	d

图5 胃小凹上皮型增生性息肉

a 白光观察像。在十二指肠上角见有发红的亚蒂性息肉。

b NBI非放大像。可见规则性的弧状或类圆形的小凹边缘上皮，其宽度一致而规则，与背景黏膜相比较大，形成褐色的窝间部。

c、d 活检组织病理像（d为c的黄框部放大像）。见有胃小凹上皮的增生。

在 Brunner 腺增生的表面也多见有胃小凹上皮化生，这种情况下在内镜下有时很难与异位胃黏膜、胃上皮化生等相鉴别。虽然一般是进行随访观察，但也有对出血病例进行内镜治疗的报道。另外，源于 Brunner 腺的癌极少，仅占原发性十二指肠癌的 1% ~ 2%，多为呈 SMT 样形态并伴有凹陷的病变，凹陷的无结构化和肿瘤化的绒毛结构是恶性的表现。

胃小凹上皮型增生性息肉

在十二指肠黏膜上也常常可以观察到胃小凹上皮的增生，有时被认为是息肉。小凹上皮型增生性息肉（**图5**）一般被认为是胃上皮化生腺管或异位胃黏膜的表层小凹上皮的过度增生。在 Brunner 腺增生的表层部也常常可以观察到被认为是由 Brunner 腺的再生性到增生性变化所致的胃小凹上皮的增生。在白光观察下多呈发红、表面平滑的形态，被粗大化的大小不一的绒毛结构所覆盖；在 NBI 联合放大观察下，可见类似于胃小凹上皮的胃小沟花纹。

黏膜-黏膜下拉长型息肉

黏膜-黏膜下拉长型息肉（muco-submucosal elongated polyp）（**图6**）是息肉表面被正常黏膜所覆盖，由黏膜下的静脉和伴有淋巴管扩张的水肿状疏松结缔组织构成的细长的带蒂息肉。据报道，它在大肠和十二指肠中均有发生。关于其成因现在仍有很多不明之处，据推测是组织结构生理上薄弱的部分因某种原因而形成隆起，由于食物的通过和蠕动等所引起的被动

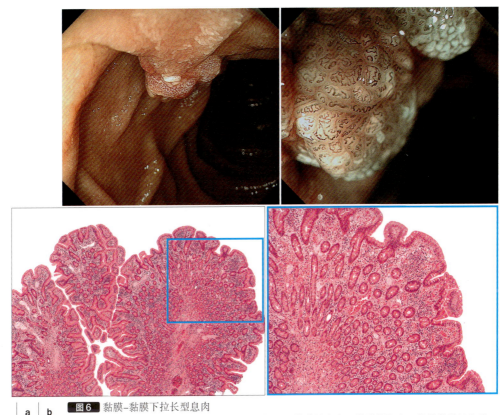

<table>
<tr><td>a</td><td>b</td></tr>
<tr><td>c</td><td>d</td></tr>
</table>

图6 黏膜-黏膜下拉长型息肉

a 白光观察像。在十二指肠降部，乳头的口侧可见带蒂的息肉。其蒂部与十二指肠黏膜相连续，其头部可见混杂有发红和白色的黏膜，呈结节状。

b NBI放大像。在肿大的绒毛内可以观察到白色化，在黏膜层表层可见祥状及螺旋状蛇形的血管。

c、d EMR切除标本的组织病理像（d为c的蓝框部放大像）。在表面见有十二指肠黏膜的增生，在黏膜下层见有伴静脉和淋巴管扩张的疏松结缔组织。

运动导致黏膜受到牵拉。在白光观察下为细长的息肉，呈棍棒状，表面平滑。颜色与周围黏膜相同，多数情况下被正常的绒毛黏膜所覆盖。另外，由于其是由疏松结缔组织构成的，所以柔软，可以因蠕动和体位变换而伸缩。

淋巴管瘤

淋巴管瘤（**图7**）一般被认为是淋巴管的组织畸形，从黏膜固有层到黏膜下层，扩张的淋巴管集合成簇形成肿瘤。淋巴管瘤大部分发生于十二指肠降部，其次是多发生于水平部。在白光观察下，呈表面平滑的黄白色SMT样隆起，大小为1 cm至数厘米，黏膜下层通过扩张的淋巴管呈单发～多结节状形态。另外，反映在黏膜固有层扩张的淋巴管内潴留的淋巴液，在顶部伴有点状的白色化。在NBI联合放大观察中，在点状白色化的表层可以辨识扩张的微血管。这种表现有助于与极高概率见有绒毛白色化的十二指肠腺瘤/早期癌相鉴别。由于在腺瘤/早期癌中，白色化的主体位于黏膜表层的吸收上皮细胞内，在深部的血管不能辨识；而扩张的淋巴管由于位于黏膜上皮下（黏膜固有层内），在白色化的表层可以辨识微血管。通过活检，潴留的白色乳糜样液体流出也是其特征之一。

淋巴管扩张症是由于淋巴流障碍而引起淋

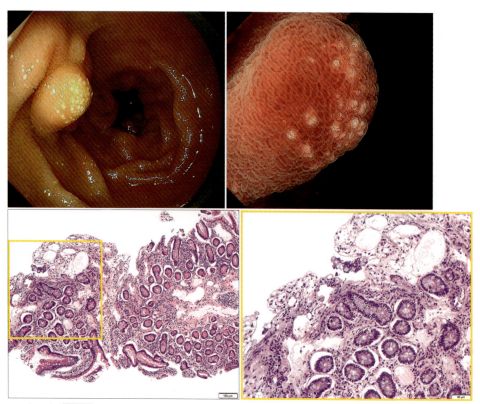

a	b
c	d

图7 淋巴管瘤

a 白光观察像。在十二指肠降部，乳头的口侧见有SMT样的隆起，其上有黄白色的散布性白点。

b NBI放大像。在绒毛内可以观察到相当于淋巴液潴留的点状的白色化。由于扩张的淋巴管位于黏膜上皮下（黏膜固有层内），在白色化的表层可以辨识蛇形的微血管。

c、d 活检组织病理像（d为c的黄框部放大像）。在黏膜固有层及黏膜下层可见扩张的淋巴管。

巴管内压升高和扩张，呈蛋白丢失性肠病的疾病之一。可以观察到孤立性或弥漫性的病变，但孤立性病变很难与淋巴管瘤相鉴别。

Peutz-Jeghers型息肉

与在常染色体显性遗传性疾病 Peutz-Jeghers 综合征可以观察到的息肉一样，将以黏膜肌层的树枝状增殖和无异型的上皮增生为特征的一种错构瘤的孤发性隆起称为 Peutz-Jeghers 型息肉（**图8**）。Peutz-Jeghers 型息肉不伴有家族史和皮肤病变，可发生于整个消化道，但在十二指肠很罕见。发生于十二指肠者约半数发生于十二指肠降部，颜色为褪色至发红；呈带蒂或亚蒂性形态，头部为结节状或分叶状，表面多伴有小凹（delle）。在 NBI 联合放大观察下，表面结构比较均一，见有轻微肿大的绒毛结构。在内镜表现和活检方面有时难以与腺瘤相鉴别。另外，虽然很罕见，但有并存腺瘤或癌变的报道，最好是切除。

异位胰腺

所谓的异位胰腺（**图9**）是指在解剖学上与正常胰腺之间无连续性，存在于血管支配也不同的部位的胰组织，一般认为其原因是胚胎期胰芽组织的迷走。从发病部位来看，在十二指肠的发生率最高，其次是胃和空肠；在十二指肠好发于从球部至降部乳头口侧的内侧。在白光观察下，为被正常的十二指肠黏膜所覆盖

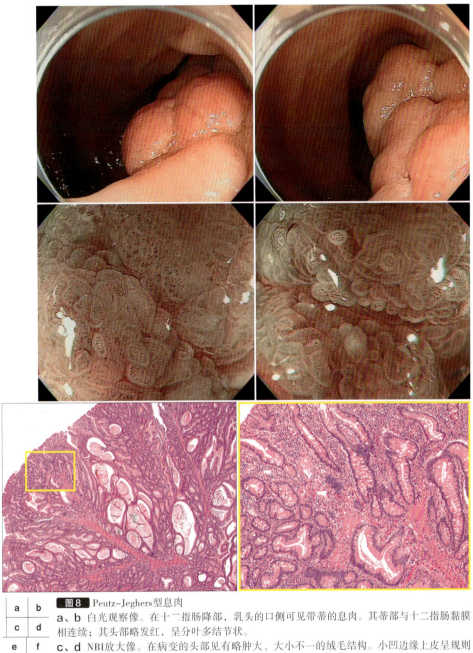

a	b
c	d
e	f

图8 Peutz-Jeghers型息肉

a、b 白光观察像。在十二指肠降部，乳头的口侧可见带蒂的息肉。其蒂部与十二指肠黏膜相连续；其头部略发红，呈分叶多结节状。

c、d NBI放大像。在病变的头部见有略肿大、大小不一的绒毛结构。小凹边缘上皮呈规则性的类圆形或多边形，其宽度一致。

e、f EMR切除标本的组织病理像（f为e的黄框部放大像）。由树枝状的平滑肌束和单纯增生性的上皮构成。

的半球状，呈有弹性而坚硬的SMT样形态，中央部多伴有作为胰管开口部的凹陷。在EUS中可见以第3～4层为主体的低回声肿瘤扫查，其特征是内部回声不均一，散在有点状的高回声。由于是存在于黏膜下层深层的有弹性而坚硬的肿瘤，通过常规钳取活检的组织病理学的诊断率很低，为了确定诊断，可以采用穿刺活检（boring biopsy）和EUS引导下的穿刺吸引细胞学诊断技术。虽然异位胰腺多数无症状，但有时会引起出血或癌变。尤其是在伴有溃疡

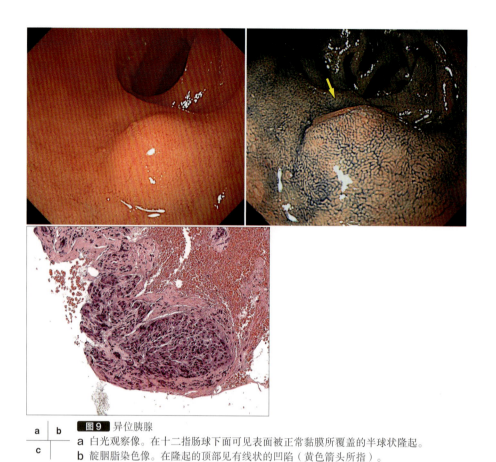

<table>
<tr><td>a</td><td>b</td></tr>
<tr><td colspan="2">c</td></tr>
</table>

图9 异位胰腺
a 白光观察像。在十二指肠球下面可见表面被正常黏膜所覆盖的半球状隆起。
b 靛胭脂染色像。在隆起的顶部见有线状的凹陷（黄色箭头所指）。
c 穿刺活检的组织病理像。在黏膜下层见有胰腺腺泡组织。

的情况下，有必要考虑恶变的可能性。

结语

　　本文的非肿瘤性隆起性病变就需要与十二指肠上皮性肿瘤相鉴别，阐述了其疾病概念和内镜下的特征。近年来，肿瘤样病变作为腺癌的癌前病变或胃型肿瘤的发源地而受到了人们的关注，了解其病理学表现和特征是很重要的。但是，由于其呈现比较丰富多彩的形态，仅通过常规的内镜观察很难进行定性诊断。因此，通过NBI联合放大观察，着眼于其表面结构、微血管的有无、绒毛的外形和胃小凹上皮样区域，有可能对鉴别诊断有所帮助。

　　另外，一般认为在十二指肠施行活检很容易引起黏膜下层的纤维化，使此后的内镜治疗变得困难；因为上皮性肿瘤和非肿瘤的内镜下鉴别诊断比较容易，尤其是肠型肿瘤，特别是对平坦病变和凹陷性病变应该避免轻易地活检。另一方面，对于胃型肿瘤和肿瘤样病变的鉴别，由于大多是隆起比较高的病变，一般认为如果从顶部取材进行活检的话能够避免黏膜下层的纤维化，进行所需的最低限度的活检并结合组织病理学评估也是有用的策略。但是，与食管、胃、大肠相比，对于十二指肠病变的诊断还有很多未解决的问题，希望今后通过进一步积累病例，提高内镜诊断学的水平。

参考文献
[1]落合康利，木口賀之，光永豊，他. 十二指腸上皮性腫瘍の内視鏡診断—内視鏡のスクリーニングと通常観察—私はこうしている. 胃と腸 51: 1529–1534, 2016.
[2]小山恒男，高橋亜紀子，依光展和. 十二指腸上皮性腫瘍の内視鏡診断—内視鏡のスクリーニングと通常観察—私はこうしている. 胃と腸 51: 1536–1542, 2016.
[3]津山翔，八尾隆史. 十二指腸上皮性非乳頭部腫瘍の臨

床病理と分子生物学を巡って（1）臨床病理概論．臨消内科 33: 1217-1224, 2018.

[4]九嶋亮治．十二指腸非乳頭部における腫瘍様病変と腫瘍の組織発生．日消誌 115: 160-167, 2018.

[5]遠藤昌樹，鳥谷洋右，永塚真，他．十二指腸にみられる病変の種類とその頻度．消内視鏡 31: 973-983, 2019.

[6]野中哲，小田一郎，阿部清一郎，他．十二指腸腫瘍（非乳頭）の種類と鑑別のポイント．臨消内科 29: 1551-1560, 2014.

[7]石田和之，永塚真，田中義人，他．知っておきたい十二指腸病変の病理—腺腫，癌以外の非乳頭部病変と乳頭部腫瘍．胃と腸 53: 1563-1578, 2018.

[8]長谷部修，原悦雄，越知泰英，他．隆起性病変（非乳頭部）の内視鏡診断．消内視鏡 32: 994-1003, 2020.

[9]金坂卓，上堂文也．胃上皮化生（gastric metaplasia）．胃と腸 52: 618, 2017.

[10]小林惇一．異所性胃粘膜（ectopic gastric mucosa）．胃と腸 52: 619, 2017.

[11]稲土修嗣，藤浪斗，前田宜延．十二指腸上皮性腫瘍の内視鏡的鑑別診断．胃と腸 51: 1543-1553, 2016.

[12]小林広幸，川崎啓祐，蔵原晃一，他．十二指腸腫瘍との鑑別が必要な非腫瘍性病変．胃と腸 46: 1657-1667, 2011.

[13]平田敬，蔵原晃一，八板弘樹，他．十二指腸非腫瘍性病変の拡大観察．胃と腸 54: 246-258, 2019.

[14]Matsubara A, Ogawa R, Suzuki H, et al. Activating GNAS and KRAS mutations in gastric foveolar metaplasia, gastric heterotopia, and adenocarcinoma of the duodenum. Br J Cancer 112: 1398-1404, 2015.

[15]松原亜季子，九嶋亮治，鈴木晴久，他．十二指腸の腫瘍様病変と上皮性腫瘍におけるGNAS遺伝子解析．胃と腸 51: 1603-1612, 2016.

[16]服部行紀，松原亜季子，関根茂樹，他．十二指腸の腫瘍・腫瘍様病変の病理診断—腫瘍様上皮性病変とそれら由来の腫瘍の病理学的特徴．胃と腸 46: 1596-1603, 2011.

[17]吉田将雄，角嶋直美，籔内洋平，他．十二指腸腫瘍性病変の内視鏡診断—粘膜下腫瘍様隆起の診断．胃と腸 55: 622-629, 2020.

[18]増山聡子，土山寿志，大貫敬三，他．短期間に形態変化し，出血を来した十二指腸Brunner腺過形成の1例．ENDOSC FORUM digest dis 21: 22-26, 2005.

[19]更屋勉，辰巳功一，稲次直樹．腺窩上皮型過形成性ポリープ．消内視鏡 24: 1722, 2012.

[20]平田敬，蔵原晃一，大城由美，他．十二指腸非乳頭部隆起性病変—腫瘍様病変．胃と腸 53: 1596-1606, 2018.

[21]真武弘明，瀬尾充，王恒治，他．粘膜と粘膜下層からなる長い有茎性ポリープの4例—colonic muco-submucosal elongated polyp（CMSEP）の提唱．胃と腸 29: 1330-1334, 1994.

[22]吉水祥一，柄川悟志，土居哲，他．著明な脂肪組織の増生を伴った十二指腸水平部のmuco-submucosal elongated polypの1例．Gastroenterol Endosc 57: 235-240, 2015.

[23]荒井吉則，郷田憲一，田尻久雄．Mucosubmucosal Elongated Polyp．消内視鏡 24: 1760, 2012.

[24]石田和之，永島一憲，中里宣正，他．十二指腸の正常組織構築と十二指腸病変の病理．消内視鏡 32: 941-952, 2020.

[25]石川茂直，稲葉知己，中村聡子．十二指腸非乳頭部隆起性病変—十二指腸粘膜下腫瘍．胃と腸 53: 1608-1617, 2018.

[26]森川宗一郎，安田健治朗，碕山直那，他．十二指腸粘膜下腫瘍の臨床診断と治療．胃と腸 46: 1647-1656, 2011.

[27]樫田博史，櫻井俊治，宮田剛．Peutz-Jeghers型ポリープ．消内視鏡 24: 1723, 2012.

[28]藤城光弘，山本頼正，遠藤昌樹，他．Peutz-Jeghers型ポリープ（過誤腫）．十二指腸内視鏡ATLAS，日本メディカルセンター，pp 214-215, 2017.

[29]辻重継，土山寿志．十二指腸上皮性非乳頭部腫瘍の診断を巡って（2）NBI併用拡大内視鏡．臨消内科 33: 1245-1252, 2018.

[30]小林広幸．異所性膵．消内視鏡 24: 1752, 2012.

[31]Endo S, Saito R, Ochi D, et al. Effectiveness of an endoscopic biopsy procedure using EUS-FNA and EMR-C for diagnosing adenocarcinoma arising from ectopic pancreas: two case reports and a literature review. Intern Med 53: 1055-1062, 2014.

[32]Kinoshita S, Nishizawa T, Ochiai Y, et al. Accuracy of biopsy for the preoperative diagnosis of superficial nonampullary duodenal adenocarcinoma. Gastrointest Endosc 86: 329-332, 2017.

[33]辻重継，中西宏佳，津山翔，他．十二指腸腺腫と癌のNBI拡大内視鏡観察による鑑別診断．胃と腸 54: 1121-1130, 2019.

[34]Yamasaki Y, Takeuchi Y, Kanesaka T, et al. Differentiation between duodenal neoplasms and non-neoplasms using magnifying narrow-band imaging—Do we still need biopsies for duodenal lesions? Dig Endosc 32: 84-95, 2020.

[35]Tsuji S, Doyama H, Tsuyama S, et al. Does previous biopsy lead to cancer overdiagnosis of superficial non-ampullary duodenal epithelial tumors? Endosc Int Open 9: E58-65, 2021.

Summary

Endoscopic Diagnosis of Non-neoplastic Duodenal Protuberant Lesions

Shigetsugu Tsuji[1], Kazuyoshi Katayanagi[2],
Hiroshi Minato, Kenkei Hasatani[3],
Yasuharu Kaizaki[4], Hisashi Doyama[1]

Non-neoplastic protuberant lesions in the duodenum have a wide variety of morphologies ; therefore, accurate diagnosis is challenging only on the basis of conventional endoscopic features. In recent years, tumor-like lesions have gained attention as a precursor lesion of adenocarcinoma or as a lesion where a gastric-type tumor originates. Here, we review the endoscopic findings, including magnifying endoscopy with narrow-band imaging for non-neoplastic protuberant lesions, such as gastric metaplasia, foveolar epithelial type of hyperplastic polyps, mucosubmucosal elongated polyp, lymphangioma, Peutz-Jeghers type polyp, and heterotopic pancreas in addition to Brunner's gland hyperplasia and heterotopic gastric mucosa that are most commonly identified in the duodenum. Comprehensive information about the characteristics of non-neoplastic protuberant lesions is essential for differential diagnosis.

[1]Department of Gastroenterology, Ishikawa Prefectural Central Hospital, Kanazawa, Japan.

[2]Department of Diagnostic Pathology, Ishikawa Prefectural Central Hospital, Kanazawa, Japan.

[3]Department of Gastroenterology, Fukui Prefectural Hospital, Fukui, Japan.

[4]Department of Pathology, Fukui Prefectural Hospital, Fukui, Japan.

十二指肠非肿瘤性息肉的病理学表现

九嶋 亮治[1]

摘要●本文概述作为十二指肠非肿瘤性/非肿瘤样病变息肉的病理学特征。在肿瘤样病变中，有在病理学总论中被作为错构瘤或迷芽瘤的病变以及发生炎症性、再生性/增生性的病变。十二指肠与回肠不同，特别是在十二指肠近端，在黏膜下组织～黏膜固有层内有丰富的类似于胃幽门腺的被称为Brunner腺的黏液腺，高概率出现胃型的细胞（小凹上皮和胃底腺）。在本文中，将十二指肠非肿瘤性息肉分为胃型/Brunner腺型病变、小肠型病变、异位胰腺（adenomyoma/myoepithelial hamartoma）和间叶源性病变进行介绍。

| **关键词** | 十二指肠　非肿瘤性息肉　肿瘤样病变 |
胃型/Brunner 腺型　非肿瘤性病变

[1] 滋贺医科大学医学部病理学講座（附属病院病理诊断科）
〒520-2192 大津市瀬田月輪町　E-mail：kushima@belle.shiga-med.ac.jp

前言

首先，想请大家来看看取材自十二指肠角息肉的活检组织病理像（**图1a**）。在其表面上可以观察到原有的小肠型上皮（带有刷状缘的吸收上皮和杯状细胞）和具有透明细胞质的较高的胃小凹上皮（略微增生）。在黏膜内有黏液腺的腺泡，原以为是黏膜内 Brunner 腺（或Brunner 腺增生），但当提高放大倍数观察时，发现不仅有黏液细胞，还混杂着嗜酸性的类似于胃壁细胞的细胞和具有红色粗大颗粒（也许是 Paneth 细胞分泌颗粒）的细胞（**图1b**）。如果描述性诊断的话，名称可能会变得很冗长。在十二指肠黏膜即使没有肿瘤，也有很多像这样显示胃表型和小肠表型混杂在一起的复杂组织结构的情况，首先希望大家能够了解，实际上有很多不能用单一名称来定义的病变。

关于由肿瘤样病变构成的息肉的总论

将在消化道内腔隆起的病变称为息肉，大体可被分为肿瘤性（neoplastic）息肉和非肿瘤性（non-neoplastic）息肉两大类。所谓的肿瘤（neoplasia/neoplasm）与新生物是同义词，是由于基因突变而发生表型转换的细胞进行克隆性增殖的组织。肿瘤虽然在组织病理学上是不同程度表现出异型性的细胞或组织呈区域性增殖，但也有看不出异型性的病变。另一方面，所谓的肿瘤样病变（tumor-like lesion）是指不能称为肿瘤的细胞或组织局部增多的病变，也有时形成肿瘤。在以"非肿瘤性十二指肠息肉"为主题的本文中，以十二指肠的"肿瘤样病变"中呈息肉状隆起的病变为对象。

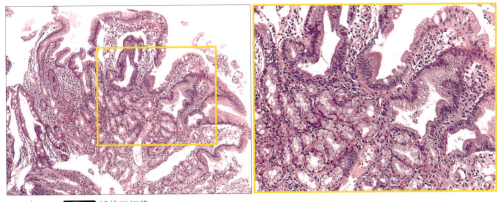

图1 活检组织像

a 取材自十二指肠角息肉的活检组织病理像。在表面可见小肠型上皮和胃小凹上皮，在黏膜内可观察到黏液腺的腺泡。

b a的黄框部放大像。在黏液腺中混有具Paneth颗粒样细胞质的细胞（左端）和类似于胃壁细胞的细胞。

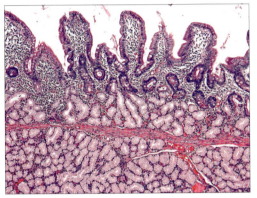

图2 正常的十二指肠组织像。有小肠型的绒毛、隐窝结构，在黏膜内深部和黏膜下组织内见有Brunner腺

1. 被认为是先天性病变的错构瘤和迷芽瘤

错构瘤（hamartoma）原本被定义为在胚胎期组织成分组合的错构，迷芽瘤（choristoma）则被定义为在胚胎期组织的一部分误入异位的病变。以肠管来说，血管瘤和淋巴瘤相当于错构瘤，异位胰腺相当于迷芽瘤。但是，在现代的病理学中，脱离了原来的定义，一般允许将"在某器官固有的成熟细胞在器官内过度增殖的组织"定义为错构瘤；在肠管，也有作为错构瘤性息肉而被分类的病变。在被称为错构瘤的病变中，也有被证明体细胞突变所导致的克隆性，提示具有肿瘤性质的病变，不一定是先天性病变。

2.后天性病变

是指由于后天性的组织损伤而产生的炎症、再生、增生和化生等复合样的病变。

十二指肠的正常结构

为了理解十二指肠的瘤样病变/非肿瘤性息肉，有必要预先了解基本的且特征性的十二指肠的正常组织病理像。

1. 小肠壁共同的结构

从十二指肠到回肠的小肠壁由黏膜（上皮、黏膜固有层、黏膜肌层）、黏膜下层、固有肌层和浆膜（或外膜）构成。在组织学上覆盖小肠黏膜的黏膜上皮被分为绒毛和隐窝，隐窝中有增殖细胞带，在上下方向上产生出细胞。在增殖细胞带中，分裂增殖的细胞约于2天后到达绒毛的顶端，剥落到小肠内腔中。在上皮中吸收上皮细胞最多，但也混杂有分泌黏液的杯状细胞；在隐窝的底部有Paneth细胞和内分泌细胞（基底颗粒细胞）。

2. 在十二指肠有Brunner腺

在十二指肠有丰富的被称为Brunner腺的黏液腺。其在十二指肠球部存在最多，一直到降部的Vater乳头周围，存在于前肠（foregut）的范围内。Brunner腺存在于黏膜下层~黏膜固有层深部，导管开口于隐窝底部（**图2**）。

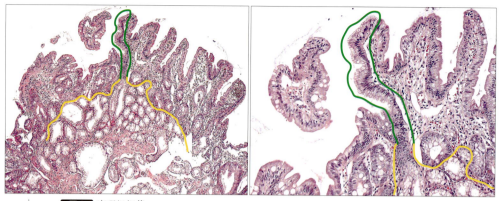

图3 病理组织像

a 胃小凹上皮化生。见有伴扩张的Brunner腺增生（黄线所示部分），与其相连续可以观察到胃小凹上皮化生（绿线所示部分）。

b a的放大像。

Brunner腺在组织学和组织化学上很难与胃的黏液腺（颈部黏液腺、贲门腺、幽门腺）相区别，它的存在使得十二指肠的肿瘤和肿瘤样病变的组织发生变得复杂。Brunner腺与胃幽门腺一样，为 MUC6（＋）/MUC5AC（－）/pepsinogen-1（－），并混杂有少量的 G 细胞。十二指肠球部一直到降部可以看作是"覆盖着小肠上皮的胃"。

3. 胆管源性上皮开孔于十二指肠乳头部

在十二指肠乳头和副乳头部，除了小肠型上皮和 Brunner 腺外，还有从胆总管延伸的胆管源性上皮开孔，因此发生呈胆管源性上皮表型的病变，但在本文中不涉及。

胃型/Brunner腺型病变

当在十二指肠黏膜上发现出现胃小凹上皮（胃小凹上皮化生、胃小凹上皮增生）时，有时应考虑是胃型/Brunner 腺型病变。因为在胃小凹上皮型细胞的深部大多潜藏着 Brunner 腺（或 Brunner 腺增生）和异位胃黏膜等，因此希望不要漏掉这些病变。

1. 胃小凹上皮化生（gastric-foveolar metaplasia）

胃小凹上皮化生过去一直被认为是在高酸状态下为了保护十二指肠黏膜而发生的。胃小凹上皮虽然也有时看上去像是突然出现于小肠上皮的绒毛上，但多数情况下是接近露出于

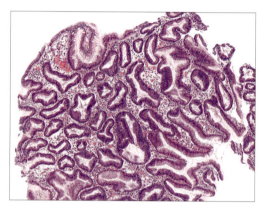

图4 取材自胃小凹上皮型增生性息肉的活检（由石川县立中央医院提供）

黏膜固有层的 Brunner 腺，当深切时可确认其连续性（**图3**）。过去有一种令人难以理解的观点认为，胃小凹上皮化生是 Brunner 腺的导管重建（restitution），但笔者等证明了其是在 Brunner 腺糜烂/溃疡后发生的再生性化生（metaplasia）。"Brunner 腺朝向十二指肠的内腔，潜在性具有向胃小凹上皮分化的性质"，当事先考虑到这一点时，就容易理解十二指肠的胃型肿瘤的组织发生。

2. 胃小凹上皮增生/小凹上皮型增生性息肉（foveolar hyperplasia /hyperplastic polyp）

出现于十二指肠的胃小凹上皮有时呈乳头状/绒毛状增生，形成有区域性的隆起性病变。在这种情况下，如果是可以称为胃小凹上皮增生

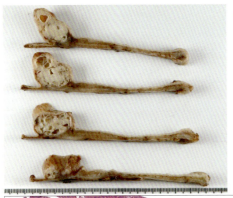

图5 病例影像

a 为Brunner腺增生的巨大病变，由于嵌顿于幽门环中而施行了外科切除的病例。
（由日本国立癌症中心中央医院提供）

b Brunner腺增生的组织病理像（低倍放大）。Brunner腺的腺泡与细长的纤维性隔一起呈结节状增殖，在腺泡中央部可见导管结构。也有教科书称其为Brunner腺错构瘤。
（由石川县立中央医院提供）

c、d 伴有糜烂的Brunner腺增生。Brunner腺呈MUC6阳性（c），但在其表面发生胃小凹上皮化生，呈MUC5AC阳性（d）。
（由济生会松坂综合医院提供）

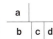

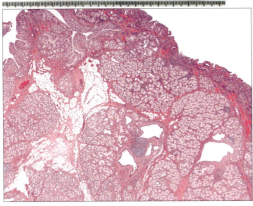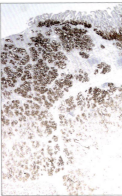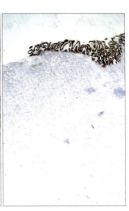

或息肉样的病变，与其说是胃小凹上皮化生，不如说是增生性息肉（胃小凹上皮型）更好（**图4**）。

3. Brunner腺增生（Brunner gland hyperplasia）

Brunner腺具有自主增殖能力。在十二指肠溃疡周围，由于其增生性变化而肠壁增厚。在十二指肠球部~降部，作为黏膜下肿瘤（submucosal tumor，SMT）样的单发性或多发性隆起性病变发生区域性的Brunner腺增生，偶尔也会遇到巨大而嵌顿于幽门环的病例（**图5a**）。根据文献/教科书，虽然也有以Brunner腺错构瘤（Brunner gland hamartoma）为相关标题的，但指的是相同的病变。Brunner腺的腺泡与很窄的纤维性隔一起结节状增生，有时在腺泡中央部可见导管结构（**图5b**）。由于上述原因，在Brunner腺增生灶的表面常可以观察到胃小凹上皮化生，有时表现为小凹上皮增生，在MUC6阳性的Brunner腺的表层形成MUC5AC的胃小凹上皮（**图5c、d**）。

4. 异位胃黏膜（gastric heterotopia/heterotopic gastric mucosa）

在十二指肠被观察到的由胃底腺细胞（颈部黏液细胞、主细胞、壁细胞）和表层的胃小凹上皮单位构成的纯粹的胃底腺黏膜（**图6a**）被称为异位胃黏膜。与Brunner腺增生一样，作为单发性或多发性的隆起性病变好发于十二指肠球部。当覆盖异位胃黏膜的胃小凹上皮呈增生性变化（**图6b**）时，除非从深部取材，否则无法与上述的胃小凹上皮增生/增生性息肉相区别。

5. 谈不上是异位胃黏膜的胃底腺细胞的出现

有时在十二指肠黏膜深部~黏膜下层的Brunner腺内可以观察到极少量类似于壁细胞和主细胞的细胞。因此，当把包括十二指肠在内进行胃切除的连续病例作为对象，全剖十二指肠球部进行研究时发现，在十二指肠黏膜尽管没有"异位胃黏膜"那么严重，但胃底腺细胞的出现（**图7**）多超过预想。虽然不能确定

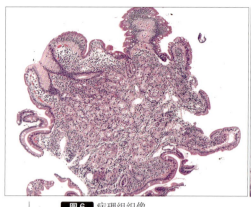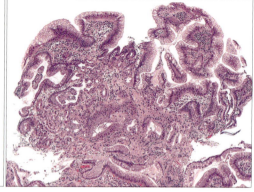

图6 病理组织像

a b

a 异位胃黏膜。可以确认胃底腺和小凹上皮的完整单位。
b 表面呈胃小凹上皮增生的异位胃黏膜。当仅进行表层的活检时，只能诊断为胃小凹上皮增生。

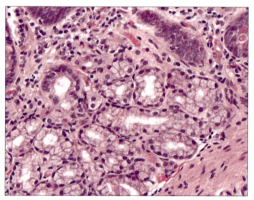

图7 在黏膜内Brunner腺可见少数的壁细胞（胃底腺细胞）。还不能说是异位胃黏膜

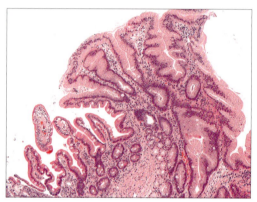

图8 增生性变化明显的胃小凹上皮增生。也可以说是小凹上皮型的增生性息肉。可能存在*GNAS/KRAS*突变

十二指肠黏膜的胃底腺细胞是先天性的/错构瘤性的，还是后天性的/化生性的，但十二指肠黏膜潜在性具有分化为胃底腺细胞的性质。

6. 胃型瘤样病变的基因突变

有研究提示，在胃小凹上皮化生中，有如**图8**所示的那样无炎症性背景、增殖性变化明显的病变，以及如**图6**所示的那样在异位胃黏膜上*GNAS*和*KRAS*的突变较多，其本身带有肿瘤性的性质，为胃型肿瘤（幽门腺腺瘤和胃型腺癌）的癌前病变。

小肠型病变

1. Peutz-Jeghers型息肉

Peutz-Jeghers 综合征（Peutz-Jeghers syndrome, PJS）是由于*LKB1/STK11*的生殖细胞突变所引起的遗传性疾病。有时还能散发性见到，虽然不能称为 PJS，但呈同样形态的隆起性病变，称为 Peutz-Jeghers 型息肉（Peutz-Jeghers type polyp，PJP）。虽然其在组织病理学上为无异型性的小肠型上皮保持着绒毛/隐窝结构增殖，但在上皮下有源自黏膜肌层的平滑肌呈树枝状伸长。在发生于十二指肠的 PJP，大多可以看到与小肠型隐窝底部相连续的 Brunner 腺的腺泡（**图9**）。黏膜上皮成分伴有黏膜肌层（像被分区一样），在深部呈内翻性增殖。上皮成分陷入到深部，有时也让人怀疑是肿瘤性的"浸润"，并且也存在真正的癌变病例。

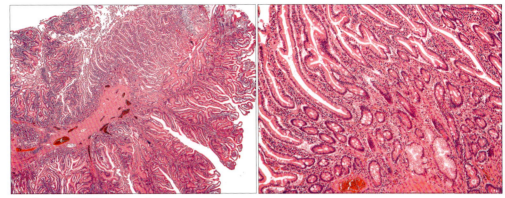

图9 病理组织像

a Peutz-Jeghers 型息肉（PJP）。无异型性的小肠型上皮保持绒毛、隐窝结构而增殖，但在上皮下有源自黏膜肌层的平滑肌呈树枝状伸长。
（由石川县立中央医院提供）

b a的放大像。在隐窝底部还可以观察到黏液腺（Brunner腺）的形成。

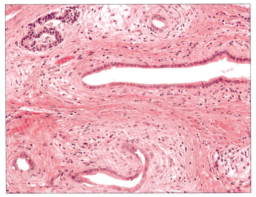

图10 异位胰腺。可以观察到胰岛（左上）和导管结构

2. 肠型的增生性息肉和锯齿状病变

在大肠存在有名为增生性结节和增生性息肉的隆起性病变。也有在十二指肠存在类似于大肠的微泡型增生性息肉（microvesicular hyperplastic polyp）病变的报道，据称大多为混合存在胃型表型（MUC5AC、MUC6）。

3. 黏膜－黏膜下拉长型息肉（muco-submucosal elongated polyp，MSEP）

发生于结肠的黏膜－黏膜下拉长型息肉（colonic muco-submucosal elongated polyp，CMSEP）是由结肠黏膜及黏膜下组织组成的细长的非肿瘤性息肉，黏膜和黏膜下组织内通过来自内腔的物理性牵引力而被拉伸，提示很有

可能形成特征性的细长的息肉。虽然很罕见，但也见有发生于包括十二指肠在内的小肠的病例。

异位胰腺和腺肌瘤/肌上皮错构瘤

1. 异位胰腺（heterotopic pancreas）

指在胰腺以外见有的胰腺组织，在病理学总论中属于迷芽瘤。多见于胃幽门部至十二指肠的固有肌层内～黏膜下组织。在隆起表面的中央有时见有脐样凹陷。有时会引起溃疡和出血，异位胰腺也有可能发生在正常胰腺上发生的所有病变，如与胰腺炎一样的炎症和癌变等。虽然在 Heinrich 的原书中将异位胰腺分为Ⅰ型（伴有①胰岛、②腺泡、③导管的胰腺上皮3种成分）、Ⅱ型（伴有除胰岛外的胰腺上皮的2种成分）和Ⅲ型（仅有导管成分），但也遇到过其他组合（**图10**）和仅有胰岛的异位胰腺病例。

2. 腺肌瘤/肌上皮错构瘤（adenomyoma/myoepithelial hamartoma）

腺肌瘤是由一层未见异型性的柱状上皮构成的腺结构和其周围的平滑肌束增生性变化构成的病变。在小肠多发生于十二指肠乳头周围，这种情况下被称为壶腹周围腺肌瘤（peri-

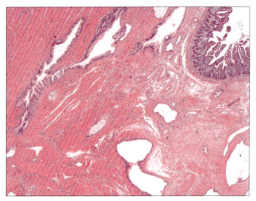

图11 腺肌瘤/肌上皮错构瘤（adenomyoma/myoepithelial hamartoma）。由一层未见异型性的柱状上皮构成的腺体结构和其周围的平滑肌束增生性变化构成的病变。也有教科书认为Ⅲ型异位胰腺是腺肌瘤（adenomyoma）

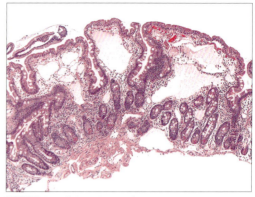

图12 淋巴管扩张症。从绒毛顶端正下方开始，涉及黏膜全层性的扩张的淋巴管很明显。也有教科书将其记载为淋巴管瘤

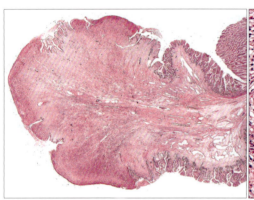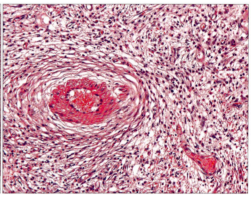

a | b

图13 病理组织像
a 炎性纤维样息肉，空肠病变。表面为广泛糜烂性，对应于阴茎龟头样外观。
b 无异型性的梭形细胞漩涡状包绕血管周围（洋葱皮样结构），在背景上嗜酸性粒细胞浸润很明显。

ampullary adenomyoma），但在空肠和回肠也可见有这种病变（**图11**）。关于其组织发生虽然尚不很清楚，但也有教科书认为Ⅲ型的异位胰腺是腺肌瘤（adenomyoma）。近年来在日本报道有合并癌的病例。

间叶源性瘤样病变

1.十二指肠淋巴管扩张症（duodenal lymphangiectasia）

在上消化道内镜检查（esophagogastroduodenoscopy，EGD）中，从十二指肠球部到降部常常可以观察到白色点状或斑状的病变，为了与同样呈白色的腺瘤等相鉴别，有时进行活检。另外，有时从绒毛顶端到黏膜下组织可以观察到淋巴管扩张（**图12**），也有教科书将其记载为淋巴管瘤（lymphangioma）。小肠的淋巴管扩张在吸收不良综合征的诊断上是重要的组织病理学表现之一，但多在十二指肠黏膜上被偶然发现的、呈白色点状或斑状病变的淋巴管扩张是与吸收不良综合征无关的完全无害的病变。其原因尚不清楚，但有可能是错构瘤性病变。

2. 炎性纤维样息肉（inflammatory fibroid polyp）

因为炎性纤维样息肉被委托可以作为非肿

瘤性息肉而立项，故在此进行记载，但炎性纤维样息肉现在被定位为基于 *PDGFRA* 突变的成纤维细胞性肿瘤。据报道，发生于十二指肠的炎性纤维样息肉病例极为罕见。其作为 SMT 样或阴茎龟头样息肉被发现（**图13a**），位于黏膜肌层～黏膜下层水平，无异型性的梭形细胞（CD34 免疫染色阳性）伴有严重的嗜酸性粒细胞浸润而增殖，呈漩涡状包绕血管的"洋葱皮样结构"（**图13b**）。

结语

本文在考虑十二指肠黏膜的特殊性的同时，概述了作为非肿瘤性（瘤样）病变的十二指肠息肉的病理学特征。笔者与前文《非肿瘤性十二指肠息肉的内镜表现》的作者——石川县立中央医院消化内科的辻重继医生、土山寿志医生取得了联系，确认其所展示的病变，使用了他们的一部分组织病理学标本，在此深表谢意。

参考文献

[1]Albrecht E. Über Hamartome. Verh Dtsch Ges Pathol 7: 153–157, 1904.

[2]高橋雅英（訳）. 腫瘍. 豊國伸哉, 高橋雅英（監訳）. ロビンス基礎病理学, 原書10版. 丸善出版, pp 205–208, 2018.

[3]九嶋亮治. 十二指腸における胃型細胞の出現様式. 病理と臨 34: 1006–1008, 2016.

[4]Hanby AM, Poulsom R, Elia G, et al. The expression of the trefoil peptides pS2 and human spasmolytic polypeptide（hSP）in 'gastric metaplasia' of the proximal duodenum: implications for the nature of 'gastric metaplasia'. J Pathol 169: 355–360, 1993.

[5]Kushima R, Manabe R, Hattori T, et al. Histogenesis of gastric foveolar metaplasia following duodenal ulcer: a definite reparative lineage of Brunner's gland. Histopathology 35: 38–43, 1999.

[6]Akaki M, Taniguchi S, Hatakeyama K, et al. Duodenal mucosal damage is associated with proliferative activity of Brunner's gland hamartoma: a case report. BMC Gastroenterol 14: 14, 2014.

[7]Hashimoto T, Sekine S, Matsubara A, et al. Frequent presence of gastric-type epithelial cells in the duodenal bulb: an immunohistochemical study. Pathol Int 64: 631–633, 2014.

[8]Matsubara A, Ogawa R, Suzuki H, et al. Activating GNAS and KRAS mutations in gastric foveolar metaplasia, gastric heterotopia, and adenocarcinoma of the duodenum. Br J Cancer 112: 1398–1404, 2015.

[9]山﨑健路, 山内貴裕, 九嶋亮治, 他. 微小癌が併存し内反性発育した孤在性十二指腸Peutz-Jeghers型ポリープの1例. 胃と腸 52: 1610–1619, 2017.

[10]Rosty C, Buchanan, DD, Walters RJ, et al. Hyperplastic polyp of the duodenum: a report of 9 cases with immunohistochemical and molecular findings. Hum Pathol 42: 1953–1959, 2011.

[11]Matake H, Matsui T, Yao T, et al. Long pedunculated colonic polyp composed of mucosa and submucosa: proposal of a new entity, colonic mucosubmucosal elongated polyp. Dis Colon Rectum 41: 1557–1561, 1998.

[12]紙屋康之, 上原正義, 多田修治, 他. 消化管に発生した.muco-submucosal elongated polypの臨床病理学的検討. Gastroenterol Endosc 43（Supple 2）: S1702, 2001.

[13]Heinrich H. Ein Beitrag zur Histologie des sogen. Akzessorischen Pankreas. Virchows Arch Pathol Anat 198: 392–401, 1909.

[14]Clarke BE. Myoepithelial hamartoma of the gastrointestinal tract: A report of eight cases with comment concerning genesis and nomenclature. Arch Pathol 30: 143–152, 1940.

[15]Handra-Luca A, Terris B, Couvelard A, et al. Adenomyoma and adenomyomatous hyperplasia of the Vaterian system: clinical, pathological, and new immunohistochemical features of 13 cases. Mod Pathol 16: 530–536, 2003.

[16]Kondo T, Shiraishi J, Hatano M, et al. Adenocarcinoma arising in adenomyoma of small intestine. Pathol Int 69: 556–558, 2019.

[17]Kim JH, Bak YT, Kim JS, et al. Clinical significance of duodenal lymphangiectasia incidentally found during routine upper gastrointestinal endoscopy. Endoscopy 41: 510–515, 2009.

[18]Huss S, Wardelmann E, Goltz D, et al. Activating PDGFRA mutations in inflammatory fibroid polyps occur in exons 12, 14 and 18 and are associated with tumour localization. Histopathology 61: 59–68, 2012.

[19]Wysocki AP, Taylor G, Windsor JA. Inflammatory fibroid polyps of the duodenum: a review of the literature. Dig Surg 24: 162–168, 2007.

Summary

Pathological Characteristics of Non-neoplastic Duodenal Polyps

Ryoji Kushima[1]

We outline the pathological characteristics of polyps that are considered to be non-neoplastic (tumor-like) lesions in the duodenum. Tumor-like lesions include lesions generally considered to be hamartomas or choristomas and lesions associated with inflammatory, regenerative, or hyperplastic changes. Unlike the small intestine below the jejunum, the duodenum develops mucous glands called Brunner glands that resemble gastric pyloric glands in the submucosal layer to the lamina propria, especially on the proximal side ; gastric-type cells (foveolar epithelium and fundic glands) appear frequently. Non-neoplastic duodenal polyps are introduced by classifying them into gastric/Brunner gland type, small intestinal type, ectopic pancreas (adenomyoma/myoepithelial hamartoma), and mesenchymal lesions.

[1]Department of Pathology, Shiga University of Medical Science, Otsu, Japan.

十二指肠 Peutz–Jeghers 型息肉 1 例

园田 隆贺 [1]

依光 展和

富野 泰弘

小田 丈二

入口 阳介

山村 彰彦 [2]

摘要●患者为60多岁的男性，在直肠癌术后以定期检查为目的而施行的造影CT检查中显示在十二指肠有肿瘤。通过EGD在十二指肠降部发现具有基部的20 mm大小、发红的带蒂病变，呈分叶多结节状，在其表面见有播散性的白点。在NBI联合放大观察中发现略肿大的绒毛结构，绒毛内的袢状微血管直径不同、形状不均一，缺乏异型性，而且白色物质的位置局限于绒毛间质内，诊断为淋巴液淤滞所致的表现。根据以上表现诊断为错构瘤性息肉，施行了内镜下息肉切除术。在组织病理学诊断中，见有上皮的增生性变化和源自黏膜肌层的平滑肌树枝状增生。由于无消化道息肉和皮肤表现，也无家族史，所以诊断为孤立性Peutz–Jeghers型息肉。对于罕见的十二指肠孤立性Peutz–Jeghers型息肉，NBI联合放大观察有助于其与上皮性肿瘤之间的鉴别诊断，并且本文还报道了能够与组织病理学表现之间进行对比的病例。

关键词　十二指肠　Peutz–Jeghers　息肉　窄带成像（NBI）白色化

[1] 東京都がん検診センター消化器内科　〒183–0042 東京都府中市武蔵台2丁目9–2　E–mail : takayoshi_sonoda@tokyo–hmt.jp
[2] 同　検査科

前言

不仅在日常诊疗中，在检诊等筛查中发现十二指肠病变的机会也在增加。但是，对于隆起性病变，在许多情况下是肿瘤性病变还是肿瘤样病变的定性诊断比较困难。十二指肠肿瘤样病变之一的 Peutz–Jeghers 型息肉（以下记作"PJP"）在组织病理学上与在 Peutz–Jeghers 综合征可见的错构瘤性息肉是相同的，但是，是不伴有皮肤/黏膜的色素斑、消化道的错构瘤性息肉、常染色体显性遗传3主征的孤立性的病变。PJP 大部分是见于大肠的病变，虽然也有许多报道和研究，但十二指肠的 PJP 发生率很低。此次因为笔者经治了采用窄带成像（narrow band imaging, NBI）联合放大观察诊断了十二指肠 PJP，并且能够与切除标本对比的为数不多的宝贵病例，故在本文中对此进行了报道。

病例

患　者：60 多岁，男性。

主　诉：无。

既往史：3 年前因直肠癌施行了外科切除。

现病史：直肠癌术后以定期检查为目的施

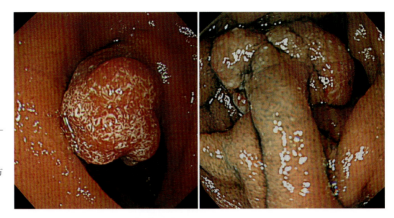

图1 对比图像
a 常规内镜像（十二指肠降部）。为发红的带蒂病变，具有分叶多结节状的头部，见有播散性白点。
b 靛胭脂染色像。

a	b

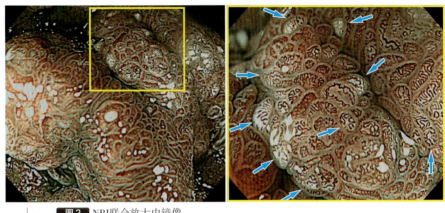

a	b

图2 NBI联合放大内镜像
a 见有略肿大的绒毛结构。绒毛结构主要呈分叶样（leaf pattern），一部分呈绒毛愈合的脑回样（convoluted pattern）。绒毛的密度有些稀疏。
b a的黄框部的高倍放大像。在绒毛间质内见有白色物质，在其表层见有扩张的袢状微血管（蓝色箭头所指）。

行的胸腹部造影CT中，指出在十二指肠内有肿瘤，为了详细检查而到本中心就诊。

现临床表现：无特殊。

血液检查表现：无特殊。

上消化道内镜检查（esophagogastroduodenoscopy，EGD） 在十二指肠降部发现具有基底、发红、20 mm大小的带蒂病变，呈分叶多结节状形态，见有播散性的白点（**图1**）。

在NBI联合放大观察中，见有略肿大的绒毛结构，主要呈分叶状结构（leaf pattern），一部分呈脑回状结构（convoluted pattern）（**图2a**）。在白光下观察到的白点部位，在绒毛间质内见有白色物质，在其表层可见略扩张的袢

状微血管。血管的口径比较均一，形状也比较均一（**图2b**）。白色物质局限于绒毛间质内，与上皮的白化不同。从病变的表面取材施行了活检。

活检标本的组织病理学表现 见有小肠上皮的增生性变化，在表层黏膜见有轻度到中度的慢性炎性细胞浸润。

无肿瘤性病变的表现。为了与错构瘤性息肉相鉴别，通过完全切除进行病理学评估和治疗，采用息肉切除术整块切除了病变。

切除标本的组织病理学表现 病变的大小为18 mm×16 mm×8 mm，是呈分叶多结节状的病变（**图3**）。在病变的中央见有被认为是

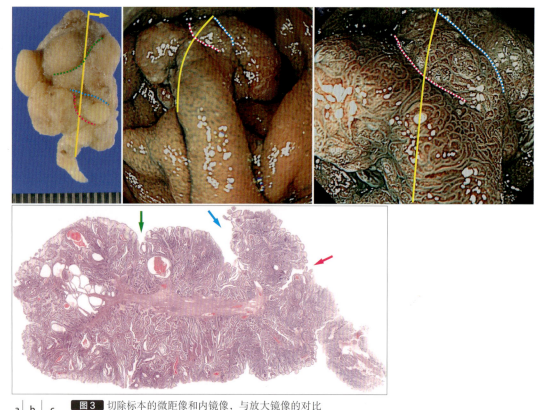

a	b	c
	d	

图3 切除标本的微距像和内镜像，与放大镜像的对比

a 病变为18 mm×16 mm×8 mm大小的带蒂病变。从病变中央部剖开，展示箭头所指方向的切片。
b 靛胭脂染色像。
c 与NBI联合放大内镜像之间的对比。
d 与放大镜像之间的对比。分别用不同颜色的箭头表示对应的分叶之间的沟。

源自黏膜肌层的平滑肌增生；进一步朝向表层，发现树枝状的平滑肌增生（**图4a～d**）。在黏膜层见有由小肠上皮构成的腺管的乳头状增生性变化（**图4e、f**）。未发现肿瘤和异型腺管，在绒毛间质内散见淋巴管扩张（**图5**）。

在结肠镜检查中未见错构瘤。虽然未进行小肠的详细检查，但根据身体检查、病史、家族史等来看，并无疑为Peutz-Jeghers综合征的表现，诊断为孤立性的十二指肠PJP。

讨论

十二指肠的PJP是比较罕见的疾病，以"Peutz-Jeghers型息肉"和"十二指肠"为关键词检索《医学中央杂志》数据库的结果，1988—2021年包括笔者所经治的病例在内在日本有19例病例（会议录除外）的报道（**表1**）。当分析这些病例的临床特征时，年龄为53～83岁（平均64.3岁），其中男性9例，女性10例，未见明显的性别差异。关于发现时的症状，在有记载的13例中，有柏油样便、贫血等出血症状者4例，剑突下不适者2例，共计6例有症状，而7例为无症状。病变的位置在十二指肠球部的为2例，在降部的为14例，在水平部的为2例，在升部的为1例，可见大部分发生于十二指肠降部。病变长径为10～55 mm（平均25.1mm）。形态方面，19例中带蒂病变最多，为17例（89%），另有1例为凹陷性病变，1例为广基性病变。19例中16例记载有治疗前的活检结果，但被怀疑为错构瘤性息肉的只有3例。一般认为这是因为在活检组织诊断中，

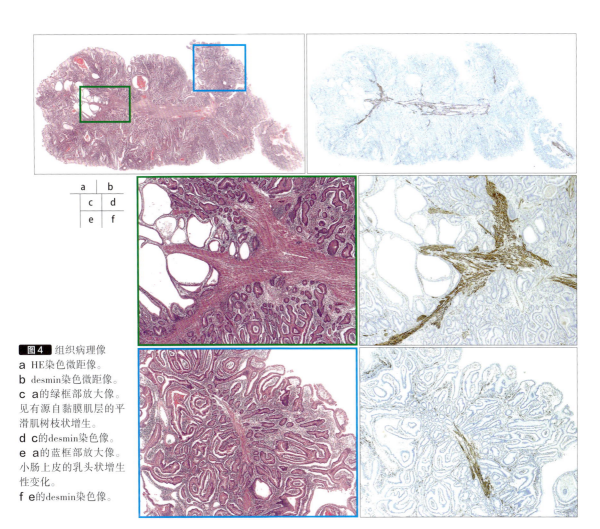

图4 组织病理像
a HE染色微距像。
b desmin染色微距像。
c a的绿框部放大像。见有源自黏膜肌层的平滑肌树枝状增生。
d c的desmin染色像。
e a的蓝框部放大像。小肠上皮的乳头状增生性变化。
f e的desmin染色像。

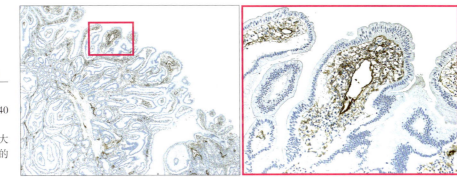

图5 D2-40染色像
a 图4a蓝框部的D2-40染色像。
b a的红框部高倍放大像。见有绒毛顶端部的淋巴管扩张。

即使活检到黏膜肌层，在增生为轻度的情况下也很难诊断。在笔者等所经治的病例中，在活检组织中也仅见有小肠上皮的增生性变化，由于关于平滑肌的树枝状增生方面很难评估，因此不能诊断为错构瘤性病变。PJP有时会引起出血、消化系统症状，虽然是少数，但由于也有癌变的报道，因此一般认为最好是完全切除后进行病理学检查。

十二指肠PJP在通过内镜表现进行鉴别诊断时成问题的主要是腺瘤。草野等报道，如果

表1 1988—2021年日本关于十二指肠Peutz-Jeghers型息肉病例的文献报道

报道者	报道年份	年龄/岁	性别	主诉	病变位置	形态	颜色	表面性状	长径/mm	术前活检诊断	治疗	治疗并发症	恶性表现
Naitoh等	1988	56	F	柏油样便	水平部	Ip	发红	脑回状	30	无	内镜切除	无	无
吉田等	1990	65	F	无	降部	Ip	发红	分叶	25	无	手术	无	无
村濑等	1991	64	M	无	降部	Ip	发红	小结节状	25	腺瘤	手术	无	无
久居等	1998	74	F	剑突下不适	降部	Ip	白色	分叶多结节	25	增生性变化	内镜切除	无	无
横田等	2001	53	M	无	球部	Ip	同色、白色	脑回状、分叶	16	错构瘤性息肉	内镜切除	无	无
杉本等	2005	55	M	剑突下不适	降部	Ip	白色	分叶结节	20	错构瘤性息肉	内镜切除	无	无
柏木等	2002	67	M	贫血	水平部	Ip	不明	糜烂、表面粗糙	55	无	手术	不详	无
金等	2009	50	M	柏油样便	降部	广基性病变	同色	结节状	20	增生性变化	手术	无	无
小林等	2012	58	F	柏油样便、贫血	升部	Ip	发红	分叶多结节	30	平滑肌增生	内镜切除	不详	无
远藤等	2014	67	F	无	降部	Ip	发红	分叶	35	错构瘤性息肉	内镜切除	无	无
山崎等	2017	50多	M	黑色便	降部	凹陷性病变	同色、白色	脑回状、凹陷性病变	30	并存腺癌	手术	无	并存微小腺癌
樋口等	2019	68	F	无	降部	Ip	不明	不明	20	无诊断	内镜切除	不详	无
		55	F	不明	降部	Ip	同色	分叶	35	无诊断	内镜切除	不详	无
平田等	2019	68	M	不明	球部	Ip	浅红色	平滑	10	肠黏膜	内镜切除	不详	无
		81	F	不明	降部	Ip	发红	平滑	18	肠黏膜	内镜切除	不详	无
		83	F	不明	降部	Ip	浅红色	分叶	10	肠黏膜	内镜切除	不详	无
		59	F	不明	降部	Ip	浅红色	分叶	25	肠黏膜	内镜切除	不详	无
草野等	2019	65	M	无	降部	Ip	发红	分叶	30	增生性变化	内镜切除	无	无
笔者（经治病例）	2021	60多	M	无	降部	Ip	发红	分叶	18	增生性变化	内镜切除	无	无

由平滑肌的树枝状增生所致的分叶趋势明显和大小不一的程度高的话，就更是应该怀疑为PJP的表现。在笔者所经治的病例中也见有明显的分叶趋势和大小不同（**图1**）。进一步，当详细进行NBI联合放大观察时，未见绒毛结构的不规则，密度也比腺瘤稀疏，考虑为错构瘤性息肉（**图2a**）。此外，笔者还着眼于常规观察中见有的播散性白点。这是因为吸收上皮细胞内的脂肪粒的存在所致的绒毛白色化被认为是疑为上皮肿瘤化的表现。当进行NBI联合放大观察时，在间质内的祥状微血管深部存在白色物质，认为不是上皮的白色化，而是淋巴液的淤滞所致的表现。从组织病理学角度对该部位进行研究时，在绒毛间质内散见扩张的淋巴管，在其更表层见有略扩张的微血管，这与NBI联合放大内镜表现不矛盾（**图5**）。笔者认为，在见有白色化时，如果能通过NBI联合放大观察来判断白色物质存在的位置，将有助于鉴别诊断。

根据本病例的分析，在PJP的诊断上，有必要根据白光观察下的形态和表面结构、NBI联合放大观察下的绒毛结构、微血管结构和腺管密度来与肿瘤性病变进行鉴别。

结语

笔者经治了1例伴有播散性白点的十二指肠的PJP病例，认为是能够对比和分析NBI联合放大内镜表现与组织病理学表现的宝贵病例，在此进行了报道。

参考文献

[1]渡辺英伸，梨本篤，石原法子，他．病理からみた消化管の悪性病変と皮膚病変．胃と腸 18: 465–473, 1983.

[2]須田武保，渡辺英伸，畠山勝義，他．特殊な消化管ポリープ—Peutz-jeghers症候群．臨科学 24: 332–340, 1988.

[3]Naitoh H, Sumiyoshi Y, Kumashiro R, et al. A solitary Peutz-Jeghers type hamartomatous polyp in the duodenum—a case report. Jpn J Surg 18: 475–477, 1988.

[4]吉田守雄，今村哲理，栃原正博，他．十二指腸Peutz-Jeghers型Polypの1例．Gastroenterol Endosc 32: 713, 1990.

[5]村瀬邦彦，古賀英俊，高瀬敬一，他．十二指腸乳頭部Peutz-Jeghers型Polypの1例．長崎医会誌 66: 323–326, 1991.

[6]久居弘幸，佐々木宏嘉，斉藤忠範，他．十二指腸の孤在性Peutz-Jeghers型過誤腫性ポリープの1例．Gastroenterol Endosc 40: 919–924, 1998.

[7]横田智行，松井秀隆，曽我美子，他．十二指腸球部の孤立性Peutz-Jeghers型ポリープの1例．Gastroenterol Endosc 43: 2225–2230, 2001.

[8]杉本勝俊，篠原靖，片上利生，他．内視鏡的に切除した十二指腸P-J型ポリープの1例．日消誌 102: 1039–1044, 2005.

[9]柏木宏之，近藤泰理，鈴木理香，他．8年の経過後，貧血にて発症した巨大十二指腸過誤腫性ポリープ（Peutz-Jeghers型）の1例．胃と腸 37: 1502–1504, 2002.

[10]金けん志，西条寛平，瀬尾充，他．消化管出血を契機に発見された広基性十二指腸孤在性Peutz-Jeghers型ポリープの1例．Gastroenterol Endosc 51: 1431–1436, 2009.

[11]小林知樹，桑井寿雄，木村治紀，他．消化管出血を契機に発見され，バルーン小腸鏡にて切除した十二指腸孤立性Peutz-Jeghers型ポリープの1例．Gastroenterol Endosc 54: 2014–2021, 2012.

[12]遠藤佑香，藤原崇，林星舟，他．内視鏡的切除を行った十二指腸Peutz-Jeghers型ポリープの1例．Pro Dig Endosc 84: 118–119, 2014.

[13]山﨑健路，山内貴裕，九嶋亮治，他．微小癌が併存し内反性発育した孤在性十二指腸Peutz-Jeghers型ポリープの1例．胃と腸 52: 1610–1619, 2017.

[14]樋口梢，河内修司，山本充了，他．内視鏡的に切除した十二指腸Peutz-Jeghers型ポリープの2例．共済医報 68: 9–14, 2019.

[15]平田敬，蔵原晃一，大城由美，他．十二指腸非乳頭部上皮性腫瘍と腫瘍様病変の内視鏡所見—内視鏡の鑑別診断を含めて．胃と腸 54: 1103–1120, 2019.

[16]草野昌男，土佐正規，高橋靖，他．内視鏡治療した十二指腸Peutz-Jeghers型ポリープの1例．Pro Dig Endosc 94: 72–74, 2019.

[17]Ichiyoshi Y, Yao T, Nagasaki S, et al. Solitary Peutz-Jeghers type polyp of the duodenum containing a focus of adenocarcinoma. Ital J Gastroenterol 28: 95–97, 1996.

[18]遠藤昌樹．十二指腸上皮性腫瘍（非乳頭部）の内視鏡診断．藤城光弘，山本頼正，遠藤昌樹，他（編）．十二指腸内視鏡ATLAS．日本メディカルセンター，pp 36–43, 2017.

Summary

Peutz-Jeghers-Type Polyp of The Duodenum, Report of a Case

Takayoshi Sonoda[1], Nobukazu Yorimitsu, Yasuhiro Tomino, Johji Oda, Yousuke Iriguchi, Akihiko Yamamura[2]

A 60s male with a past history of rectal cancer surgery visited our outpatient department for a detailed examination. Contrast-enhanced computed tomography revealed a mass in the third portion of the duodenum. Esophagogastroduodenoscopy showed a pedicellate polyp（approximately 20mm）in the third portion of the duodenum. The polyp appeared leaf-like, was multi-tuberous, and had white spots. Magnifying endoscopy combined with narrow-band imaging disclosed a slightly swollen villous structure that exhibited a convoluted leaf pattern. The loop-formed microvessel in the villus lacked diameter inequality and shape heterogeneity. Biopsy findings only demonstrated a hyperplastic change in the villus epithelium. We suspected a hamartomatous polyp and removed it by endoscopic resection. Besides the histopathological finding of the hyperplastic change in the epithelium, there was tree-like arborization hyperplasia of the smooth muscle that was assumed to be of muscularis mucosae origin. The patient had no history of gastrointestinal polyposis, skin or mucous pigmentation, and familial diseases. We then made a diagnosis of a solitary Peutz-Jeghers-type polyp in the duodenum. These types of polyps are primarily detected in the large intestine, and a duodenal lesion is rare, which is reported here.

[1]Department of Gastroenterology, Tokyo Metropolitan Cancer Detection Center, Tokyo.
[2]Department of Pathology, Tokyo Metropolitan Cancer Detection Center, Tokyo.

发生于食管胃结合部的化脓性肉芽肿1例

竹内 学[1]

加藤 卓[2]

石井 壮一[1]

登内 孝文

古山 海斗

渡边 贵之

小林 阳子

小林 隆昌

小林 雄司

河久 顺志

吉川 成一

薄田 浩幸[3]

味冈 洋一[2]

摘要● 患者为70多岁的男性。以咽喉有哽噎感为主诉施行了EGD，在食管胃结合部见有10 mm大小、顶部有白苔的发红的隆起性病变，为了诊断和治疗，通过ESD进行了整块切除。组织病理学检查发现表层上皮剥离，见有形成糜烂的部分和被变薄的鳞状上皮所覆盖的部分；在黏膜固有层可以观察到毛细血管的明显增加、淋巴细胞和浆细胞等炎性细胞的浸润以及水肿，部分还伴有纤维化，最终病理诊断为化脓性肉芽肿（pyogenic granuloma）。在内镜表现方面，见有附着白苔的部分、白浊的区域散见血管扩张的部分、明显发红区域血管扩张明显的部分，认为这些内镜表现反映着不同时相的组织病理学表现。

关键词   化脓性肉芽肿   食管   内镜表现   窄带成像（NBI） 内镜黏膜下剥离术（ESD）

[1] 長岡赤十字病院消化器内科   〒940–2085 長岡市千秋2丁目297–1   E-mail：yasuzuka2000@yahoo.co.jp

[2] 新潟大学大学院医歯学総合研究科分子・診断病理学分野

[3] 長岡赤十字病院病理診断部

前言

化脓性肉芽肿（pyogenic granuloma，PG）多见于皮肤和口腔黏膜，而在消化道中发生于食管的病例最多。其内镜特征为带蒂或亚蒂性，并伴有白苔和糜烂的发红的隆起性病变。但是，根据病期的不同会呈现出各种各样的表面表现和组织病理学表现，但对比包括窄带成像（narrow band imaging，NBI）放大观察在内的内镜表现和组织病理学表现的报道很少。本次因为对发生于食管胃结合部区域的PG施行了内镜黏膜下剥离术（endoscopic submucosal dissection，ESD），进行了使病变的内镜表现和组织病理学表现严格对应的研究，故在此进行报道。

病例

患　者：70多岁，男性。

主　诉：咽喉有哽噎感。

既往史：60多岁时因十二指肠溃疡进行了幽门螺杆菌除菌。

家族史：无特殊。

嗜好史：偶尔饮酒，每天吸烟20支（约20年）。

现病史：因反流性食管炎而在口服质子泵抑制剂（proton pump inhibitor，PPI）。于X年在附近医院进行的定期上消化道内镜检查（esophagogastroduodenoscopy，EGD）中发现

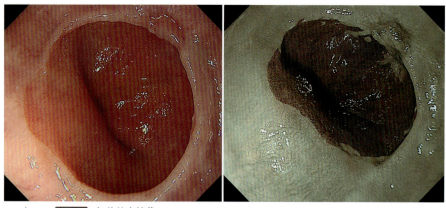

a | b

图1 2年前的内镜像

a 常规内镜像。在SCJ口侧见有白浊、增厚的鳞状上皮和1点钟方向的小糜烂。

b 在NBI观察下还发现栅栏状血管不清晰，在1点钟方向有边界不清的褐色区域。

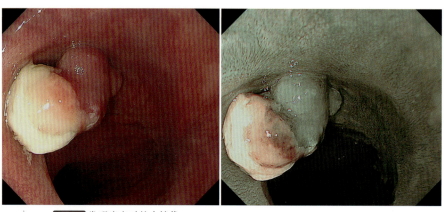

a | b

图2 发现病变时的内镜像

a 常规内镜像。在SCJ口侧的前壁侧见有2个约10 mm大小、瘤状的隆起性病变，顶部被厚厚的白苔所覆盖，基部表面平滑而发红。

b NBI观察像。基部被非肿瘤性鳞状上皮所覆盖，血管的辨识困难。

在食管胃结合部区域有隆起性病变，为了详查和治疗被介绍到笔者所在科室就诊。

住院时一般检查：身高173 cm，体重76 kg，BMI 25，无贫血、黄疸，未扪及浅表淋巴结。

住院时检查结果：包括肿瘤标志物在内无异常。

2年前的内镜表现　在鳞柱交界部（squamo columnar junction，SCJ）的口侧见有白浊、增厚的鳞状上皮，在1点钟方向见有小糜烂，为A级（Grade A）反流性食管炎的表现（**图1a**）。在NBI观察中还发现栅栏状血管不清晰，在1点钟方向发现边界不清晰的褐色区域，未能确认恶性表现（**图1b**）。

发现时的内镜表现　在SCJ口侧的前壁侧见有约10 mm大小的2个瘤状隆起性病变，顶部被厚厚的白苔所覆盖，基部表面平滑而发红（**图2a**）。在NBI观察中，基部被非肿瘤性鳞状上皮所覆盖，血管的辨识困难（**图2b**）。

根据同一部位的活检组织病理学表现，诊断为伴有再生性鳞状上皮和肉芽组织的食管炎，但在内镜下高度怀疑是PG，在向患者本人和家属充分说明后，以诊断性治疗为目的施行了ESD。

常规内镜表现　病变如下垂一样存在于肛

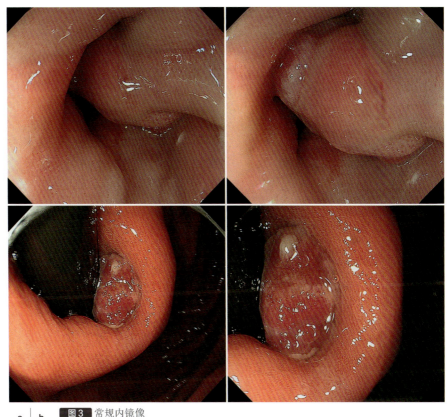

图3 常规内镜像

a 病变如下垂一样存在于肛侧。

b 基部比较细，表面平滑，轻度发红。

c 反转像。可以观察到顶部，整体上明显发红，部分伴有白色。

d 当接近病变观察时，在顶部表面见有轻度的凹凸，附着白苔的白色区域和血管增生所致的发红区域混杂在一起。

侧（**图3a**），基部比较细，表面平滑，轻度发红（**图3b**）。在反转像中可观察到顶部，整体上明显发红，在一部分呈白色（**图3c**）。当接近观察时可见顶部表面有轻度的凹凸不平，附着白苔的白色区域和血管增生所致的发红区域混杂在一起（**图3d**）。

NBI 联合放大内镜表现　在背景的食管黏膜上见有扩张的上皮内乳头状毛细血管袢（intra-epithelial papillary capillary loop，IPCL）；在隆起的起始部见有附着白苔的部分和伴有轻度扩张、密度稀疏的血管部分（**图4a、b**）。顶部呈褐色，虽然见有扩张的高密度血管，但未发现明显的直径不同（**图4c、d**）。

新鲜切除标本的表现　在新鲜切除标本的常规观察中，为约 10 mm 大小的呈分叶状的隆起性病变，表面比较平滑。其表面由靠近口侧的附着白苔部（a 部）、血管密度稀疏的白色部（b 部）和血管增生明显的发红部（c 部）三部分组成（**图5a**）。在新鲜切除标本的 NBI 观察中，起始部（a 部）被较厚的非肿瘤性鳞状上皮所覆盖；在发红部（c 部）变薄的鳞状上皮下明显见有扩张血管的增生；在 b 部可以观察到白浊渗出物中轻度扩张的稀疏血管（**图5b**）。

切开标本固定的图像表现　瘤径为 10 mm × 8 mm × 10 mm。在病变中央部切开，露出剖面进行病理学研究，**图6**的黄线部分被非肿瘤性鳞状上皮所覆盖，黑线部分上皮剥脱。

组织病理学表现　在切片 3 的放大像（图

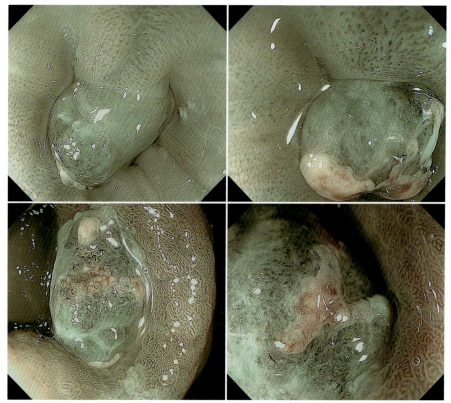

a	b
c	d

图4 NBI联合放大内镜像

a、b 在背景的食管黏膜上见有扩张的IPCL；在隆起的起始部见有附着白苔的部分，以及伴有血管轻度扩张并密度稀疏的部分。

c、d 顶部呈褐色，见有高密度的扩张血管，但未见明显的直径不同。

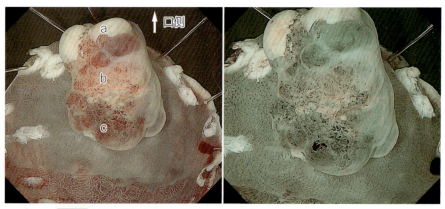

a	b

图5 新鲜切除标本像

a 常规观察像。见有约10 mm大小，呈分叶状的隆起性病变。病变的表面比较平滑，由靠近口侧的白苔附着部（a部）、血管密度稀疏的白色部（b部）和血管增生明显的发红部（c部）三部分构成。

b NBI观察像。病变起始部被较厚的非肿瘤性鳞状上皮所覆盖；c部在变薄的鳞状上皮下见有明显扩张的血管的增生；b部在白浊渗出物中见有轻度扩张的稀疏的血管。

7a）中，起始部被增厚的鳞状上皮所覆盖；在黏膜固有层中，毛细血管扩张、增生，呈分叶状结构。另外，在表层见有被鳞状上皮所覆盖的部分和上皮剥脱部分，部分还附着有渗出物。**图 7a** 表层的方框线 a、b、c 部分分别对应于新鲜切除标本像（**图 7b**）和 NBI 放大观察像（**图 7c、d**）的 a 部、b 部、c 部。

NBI 放大观察发现，在附着白苔的隆起部口侧（a 部）表层上皮剥脱，形成糜烂。**图 8a** 蓝色箭头所指的表层附着厚厚的渗出物；在黏膜固有层有明显的淤血。在 NBI 放大观察中，在血管密度较低的白浊部 b 部，虽然表层上皮剥脱，形成了糜烂，但渗出物较薄，纤维化明

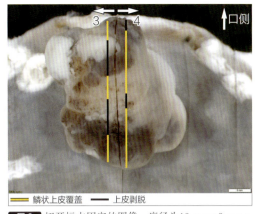

图6 切开标本固定的图像。瘤径为10 mm×8 mm×10 mm。黄线部分被非肿瘤性鳞状上皮所覆盖，黑线部分上皮剥脱。诊断为：化脓性肉芽肿（pyogenic granuloma），pHM0，pVM0，10 mm×8 mm×10 mm，Ae（3，4）

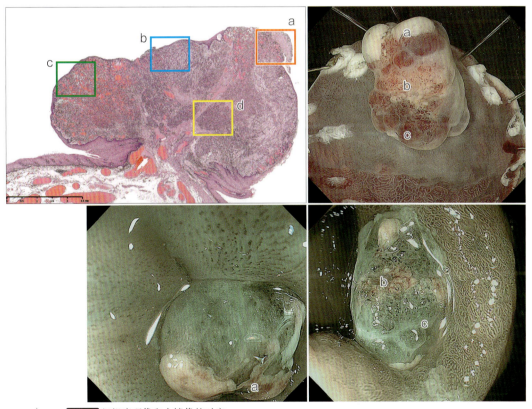

图7 组织病理像和内镜像的对应

a 切片3的微距像。起始部被增厚的扁平上皮所覆盖，在黏膜固有层毛细血管扩张、增生，呈分叶状结构。另外，在表层见有被扁平上皮所覆盖的部分和上皮剥脱的部分，部分还附着有渗出物。

b～d a的表层的方框线a、b、c部分分别对应于新鲜切除标本像（b）及NBI放大像（c、d）的a部、b部、c部。

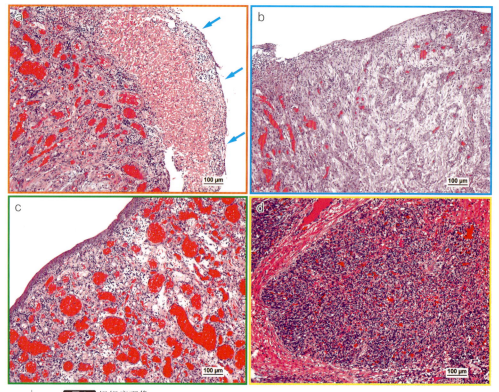

a	b
c	d

图8 组织病理像

a a部（**图7a**的橙框部放大像）。表层上皮剥脱，形成了糜烂。在蓝色箭头所指的表层附着一层厚厚的渗出物，在黏膜固有层有明显的淤血。

b b部（**图7a**的蓝框部放大像）。虽然表层上皮剥脱，形成了糜烂，但渗出物层较薄，纤维化明显，在其他部位有血管较少的趋势。

c c部（**图7a**的绿框部放大像）。在黏膜固有层可以观察到毛细血管的明显增生、淋巴细胞和浆细胞等炎性细胞的浸润以及水肿等表现；表层被变薄的复层鳞状上皮所覆盖，淤血尤为明显。

d **图7a**的黄框部放大像。在黏膜固有层深部也可以观察到明显的毛细血管增生。

显，有血管比其他部位少的趋势（**图8b**）。在 NBI 放大观察中，在血管增生、明显发红的 c 部，在黏膜固有层可以观察到毛细血管的明显增生、淋巴细胞和浆细胞等炎性细胞的浸润、水肿等表现，表层被变薄的复层鳞状上皮所覆盖，淤血尤为明显（**图8c**）。另外，在黏膜固有层深部也可以观察到毛细血管的明显增生（**图8d**）。根据以上表现，最终病理诊断为 PG。

讨论

PG 是一种后天性的良性肿瘤性息肉，1897 年由 Poncet 和 Dor 首次报道。在组织病理学上，PG 是表层的毛细血管扩张和增生明显、伴有炎性细胞浸润的肉芽组织样病变，基部因毛细血管内皮细胞的肿大和增生而呈现小叶状或分叶状结构，因此也被称为分叶状毛细血管瘤（lobular capillary hemangioma）。另外，因病变的时相不同而组织病理学表现有所不同，在幼稚期毛细血管的扩张和增生明显，富于柔软性，而当慢性化时则变成纤维化组织，具有一定的硬度。另外，其表面的白苔是炎性渗出物，由纤维蛋白和炎性细胞组成，是血细胞成分从出血引起的凝血块中脱落而形成的产物。由于这些组织病理学表现反映于内镜表现中，一般在 PG 的常规内镜观察中为带蒂或亚蒂性的隆起性病变，其特征是表面平滑，发红而伴有白苔，呈分叶状。但是，如上所述，由于在病理学方面因时相不同而表现不同，可以预想到内镜表现也会因病期不同而有所不同。

就本病例来说，在发现时是顶部伴有白苔的发红的隆起性病变，但在 ESD 时的观察中，呈较为多样的内镜表现。笔者认为这可以从隆起表面的渗出物和被覆鳞状上皮的厚度的不同，以及毛细血管的扩张、增生程度的不同等组织病理学表现的多样性来进行说明。也就是说，在表面平滑、血管辨识困难的隆起部，再生性鳞状上皮明显增厚，可以理解 IPCL 的辨识会比较困难。

另外，在隆起部口侧的白苔附着部 (a 部)，尽管组织病理学表现中，黏膜固有层的毛细血管的扩张和淤血明显，但由于其表层形成糜烂，被厚厚的渗出物所覆盖，所以在内镜观察中无法确认扩张的血管，只能观察到附着的白苔也是可以理解的。

还有，在内镜观察下呈白浊而血管稀疏的 b 部，虽然上皮剥脱形成了糜烂，但与 a 部相比渗出物非常薄，接近表层的毛细血管扩张和密度也为轻度。再加上与其他部位相比，纤维化明显的组织病理学表现与内镜表现中的白苔附着部位不同，认为上述表现是 b 部呈白浊化变化和轻度扩张而稀疏的血管的主要原因。

除此而外，在明显发红、IPCL 扩张明显的 c 部，表层被明显变薄的鳞状上皮所覆盖，在鳞状上皮的正下方密布着高度扩张的毛细血管，认为这被反映在内镜表现中。

这样，虽然是很小的病变，但组织病理学表现的时相的不同，即表层糜烂的有无、程度、被覆鳞状上皮的程度，黏膜固有层的扩张血管的程度、疏密，纤维化的程度等均见于一个病变内，认为这是本病例呈丰富多彩的内镜表现的原因。虽然关于常规内镜观察的 PG 的特征性表现此前已有记述，但笔者认为像本病例这样通过 NBI 放大观察找出病变内的不同表现对 PG 的诊断也是很重要的。

结语

虽然在食管 PG 的内镜诊断方面很少有令人感到困扰的情况，但也要考虑到与其他疾病之间的鉴别，以及 PG 的组织病理学表现的时相的不同，笔者认为，利用 NBI 放大内镜等进行详细的观察也会有助于 PG 的诊断。

参考文献
[1] 内山正，杉原一正，友利優一，他. 当科で過去20年間に経験したpyogenic granulomaの臨床統計的観察. 日口腔外会誌 34: 603-608, 1988.
[2] 井廻宏，渕上忠彦，小林広幸，他. 食道に発生したpyogenic granulomaの2例. 胃と腸 32: 891-897, 1997.
[3] 新井俊文，門馬久美子，川田研郎，他. 食道に発生したpyogenic granulomaの1例. 胃と腸 41: 983-989, 2006.
[4] Poncet A, Dor L. Botryomycose humaine. Rev Chir Paris 18: 996, 1897.
[5] Okuyama T, Tanoue S, Chiba K, et al. Lobular capillary hemangioma of the esophagus. A case report and review of the literature. Acta Pathol Jpn 33: 1303-1308, 1983.
[6] Yao T, Nagai E, Utsunomiya T, et al. An intestinal counterpart of pyogenic granuloma of the skin. A newly proposed entity. Am J Surg Pathol 19: 1054-1060, 1995.

Summary

Pyogenic Granuloma of the Esophagus Located at the EGJ, Report of a Case

Manabu Takeuchi[1], Takashi Kato[2],
Soichi Ishi[1], Takafumi Tonouchi,
Kaito Furuyama, Takayuki Watanabe,
Yoko Kobayashi, Takamasa Kobayashi,
Yuji Kobayashi, Junji Kohisa,
Seiichi Yoshikawa, Hiroyuki Usuda[3],
Yoichi Ajioka[2]

A male in his 70s undergoing conventional esophagoscopy due to dysphagia was found to have a 10-mm reddish elevated lesion covered with a whitish coating on the top. The lesion was treated by endoscopic submucosal dissection with en bloc resection as a total biopsy. The pathological findings revealed erosions consisting of epithelium exfoliates or thin squamous epithelium on the surface of the lesion. The subepithelial proliferation of dilated capillary vessels, inflammatory cell infiltration, and edema in the stroma with fibrotic change were also recognized in the lamina propria. Consequently, this lesion was finally diagnosed as pyogenic granuloma. Endoscopic images, including magnifying endoscopy with narrow-band imaging, for this lesion showed various findings, such as a part covered with a thick whitish coat, a part with some dilated vessels in the cloudy region, and a part with strong redness showing many dilated vessels. The histopathological features of pyogenic granuloma are different based on the time phase. Moreover, these pathological differences may reflect the various endoscopic findings.

[1]Department of Gastroenterology, Nagaoka Red Cross Hospital, Nagaoka, Japan.

[2]Division of Molecular and Diagnostic Pathology, Niigata University, Graduate school of Medical and Dental Sciences, Niigata, Japan.

[3]Department of Pathology, Nagaoka Red Cross Hospital, Nagaoka, Japan.

胃 IFP 的随访观察病例

中尾 荣祐 [1]

平泽 俊明

河内 洋 [2]

渡海 义隆 [1]

并河 健

吉水 祥一

堀内 裕介

石山 晃世志

由雄 敏之

土田 知宏

藤崎 顺子

摘要●患者为70多岁的女性，在检诊性的上消化道X线造影检查中发现胃有异常表现，施行了上消化道内镜检查（EGD）。在胃前庭部见有15 mm大小、明显隆起而基部变细的SMT样隆起。隆起的顶部有发红的凹陷，从该部位取材进行了活检，但未能确诊。在3年后的EGD中，由于见病变有增大的趋势，作为诊断性治疗施行了ESD，诊断为胃的炎性纤维样息肉（IFP）。IFP很少能够通过活检得到确定诊断，在呈增大趋势等不能否定恶性肿瘤的可能性时，作为诊断性治疗有必要考虑内镜治疗或外科治疗。

关键词　炎性纤维样息肉　内镜黏膜下剥离术　增大趋势　内镜治疗　上消化道内镜检查（EGD）

[1] がん研究会有明病院上部消化管内科　〒135-8550 東京都江東区有明 3 丁目 8-31　E-mail : eisuke0401@gmail.com

[2] 同　臨床病理センター病理部

前言

炎性纤维样息肉（inflammatory fibroid polyp，IFP）是一种伴有以嗜酸性粒细胞为主的炎性细胞浸润的比较罕见的良性病变，可以发生于整个消化道。与其他呈黏膜下肿瘤（submucosal tumor，SMT）样隆起的病变一样，很少能够通过活检得到确诊，有时也选择内镜治疗作为诊断性治疗。本文报道 1 例因在 3 年的随访观察中呈增大趋势而施行内镜治疗，最终确诊为 IFP 的病例。

病例

患　者：70 多岁，女性。

主　诉：无。

既往史：幽门螺杆菌（*Helicobacter pylori*）除菌治疗后。

家族史：父亲、哥哥、姐姐罹患胃癌。

生活史：偶尔饮酒。无吸烟史。

现病史：200X 年 4 月，在筛查上消化道 X 线造影检查中，指出在胃有异常表现，在前一医院施行了上消化道内镜检查（esophagogastroduodenoscopy，EGD）。由于在胃前庭部大弯见有 SMT 样隆起，在 9 月份被转诊到笔者所在医院就诊。

血液检查结果：无特殊。

EGD 表现（图 1）　背景胃黏膜为萎缩性胃炎 C-Ⅲ（木村－竹本分类）。在靠近前庭部大弯前壁处，见有 15 mm 大小、陡峭隆起、基部变细的 SMT 样隆起。用内镜钳触诊时活动性不良，具有弹性而略硬。在隆起的顶部有发红的凹陷，从该部位施行了 2 块活检，在组织病理学上诊断为见有嗜酸性粒细胞为主的炎性细胞浸润和小凹上皮增生的幽门腺黏膜。

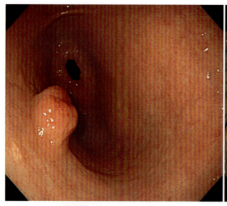
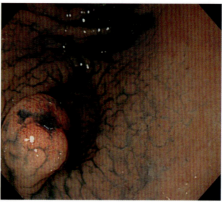

a | **b**　　图1　初次的EGD像

a 在靠近前庭部大弯前壁处，见有15 mm大小、急剧隆起、基部较细的SMT样隆起。
b 靛胭脂染色像。顶部呈发红而粗大的黏膜花纹，并伴有凹陷。

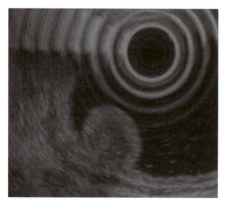

图2　初次的EUS像。扫查出主体位于第2层、11 mm大小、内部回声均一的低回声肿瘤

超声内镜检查（endoscopic ultrasonography，EUS）表现（图2）　　扫查出病变主体位于第2层、11 mm大小、内部回声均一的低回声肿瘤。此时怀疑是源自黏膜肌层的平滑肌瘤。

随访　在1年后的EGD中，靠近前庭部大弯前壁的SMT样隆起未见变化（**图3a**）。在从隆起顶部的2处发红凹陷再次采取的活检标本中，虽然组织病理学检查见有小凹上皮增生和黏膜固有层的毛细血管增生，但嗜酸性粒细胞浸润不明显。在距初次检查2年后的EGD中，给人以病变略增大的印象（**图3b**）。在从隆起顶部发红凹陷处采取的2块活检标本，组织病理学上被诊断为见有小凹上皮轻度增生和肉芽样毛细血管增生的幽门腺黏膜。

距初次检查3年后，再次进行EGD、EUS检查时，尽管病变有轻度增大的趋势（**图4a**），但与上次一样，扫查出主体位于第2层的13 mm大小的低回声肿瘤，但内部回声略不均一（**图4b**）。由于有轻度增大的趋势，因此不能否定是胃肠道间质瘤（gastrointestinal stromal tumor，GIST）、黏膜相关淋巴样组织（mucosa-associated lymphoid tissue，MALT）淋巴瘤、呈SMT样隆起的胃癌等恶性肿瘤的可能性，作为诊断性治疗施行了内镜黏膜下剥离术（endoscopic submucosal dissection，ESD）（**图5**）。

组织病理学表现（图6）　　从黏膜固有层到黏膜肌层见有无异型的纤细的梭形细胞的稀疏增生，黏膜固有层增厚。梭形细胞部分如环绕小血管周围样呈漩涡状排列。以嗜酸性粒细胞为主的炎性细胞浸润也很明显。根据以上表现，诊断为IFP。

讨论

IFP是由Konjetzny于1920年作为胃的息肉样纤维瘤（polypoid fibroma）首次报道的。1953年，Helwig等作为伴于炎症的反

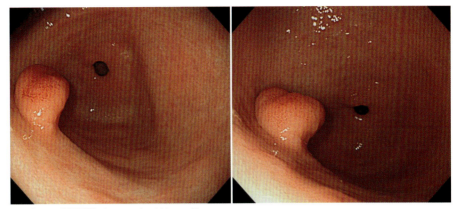

图3 1年后及2年后的EGD像

a 1年后。未见病变有大的变化。

b 2年后。给人的印象是病变略增大了。

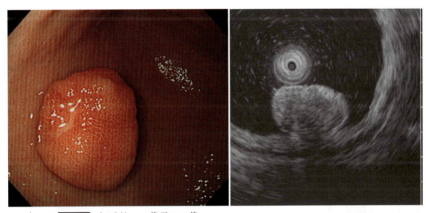

图4 3年后的EGD像及EUS像

a EGD像。病变有轻度增大的趋势。粗大而发红的黏膜花纹格外显眼。

b EUS像。扫查出主体位于第2层、13 mm大小的低回声肿瘤，内部回声有些不均一。

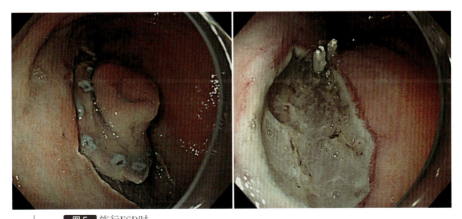

图5 施行ESD时

a 对病变周围进行标记；局部注射于黏膜下层，在固有肌层正上方进行剥离。

b 切除后的溃疡底部。

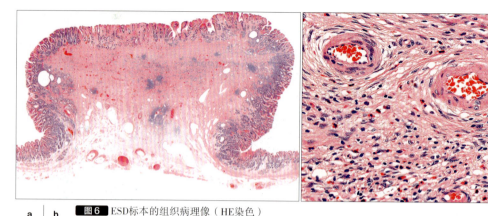

图6 ESD标本的组织病理像（HE染色）

a 微距像。为基部稍细的广基性隆起性病变，卷入黏膜肌层，存在于黏膜固有层至黏膜下层。

b 高倍放大像。病变由伴有重度嗜酸性粒细胞浸润的、纤细的梭形细胞的增生构成。见有环绕血管样的特征性的排列，被称为洋葱皮样（onion-skin）。

应性增殖所致的息肉提出了炎性纤维样息肉（inflammatory fibroid polyp）这一名称。近年来，有报道称发现血小板衍生生长因子 *PDGFRA* 的基因突变，也有人认为这是将存在于消化道的端细胞（telocyte）间质细胞视为正常相似成分的间叶源性肿瘤的一型。发生部位按胃、小肠、大肠的顺序依次增多。虽然关于其成因众说纷纭，但在胃部由于好发于蠕动运动活跃的前庭部，推测是机械性刺激引起的黏膜损伤和过度的修复反应。

IFP虽然缺乏特异性的内镜表现，但大多基部较细，为亚蒂性，呈表面平滑的 SMT 样隆起的形态；隆起的顶部呈发红的粗大的黏膜花纹，容易引起糜烂和溃疡所致的黏膜缺损。过去曾认为呈阴茎龟头样的外观是其特征，但有报道呈典型外观的只有 20% 左右，甚至有报道说 1 例也没有观察到。由于 IFP 是以黏膜固有层及黏膜下层为主体的病变，所以隆起陡峭，用内镜钳触诊时较固定；因为是以炎性细胞浸润和结缔组织增生为主，所以没有实体瘤那样的硬度。

在 EUS 中，IFP 可以作为以第 2～3 层为主体、边界略不清晰的低回声肿瘤被扫查出来。本病例为基部较细、可动性不良、在有弹性和一定硬度的顶部伴有凹陷的 SMT；在 EUS 中，

作为以第 2 层为主体的低回声肿瘤被扫查出来，具有与 IFP 不矛盾的表现。

作为 IFP 的组织病理学特征有以下几点：①存在于黏膜固有层或黏膜下层；②成纤维细胞、纤维细胞等结缔组织的增生；③嗜酸性粒细胞、淋巴细胞、浆细胞等炎性细胞的浸润；④微动脉、毛细血管、淋巴管等细小脉管的增生；⑤细小血管周围的纤维性结缔组织的同心圆状增生等。这里所说的成纤维细胞、纤维细胞的增生以及纤维结缔组织的增生，可以解释为本病变本质的梭形肿瘤细胞的增生。在本病例中也见有相当于此的表现，被诊断为 IFP。

据报道，通过治疗前活检的 IFP 的诊断率为 1%～10%，尽管有偏差，但与其他呈 SMT 样隆起的病变一样，诊断率较低，仅靠活检进行诊断比较困难，为了确定诊断，需要通过内镜治疗或外科治疗进行完全切除活检。虽然在本病例初次活检中也见有以嗜酸性粒细胞为主的炎性细胞浸润，但在此后的活检中嗜酸性粒细胞浸润不明显，并且在所有活检标本内均未能钳取到梭形细胞的增生。

关于 IFP 的治疗方法，如果在 EUS 中能够确认病变停留于黏膜下层，并且是内镜可以接近的部位，认为首先选择内镜治疗是没有问题的。在 EUS 中难以确认病变主体或巨大病变的

情况下，还可以考虑外科治疗。

IFP 有时还会伴有剑突下痛和腹部不适感等临床症状，但也有不少人是在无症状时通过体检等被偶然发现的。也有与本病例一样，因无症状而进行随访观察，但由于见有增大的趋势，不能否定是恶性肿瘤而施行了内镜治疗的病例，以及以贫血为诊断的契机而施行了外科治疗的病例。多数情况下只靠活检不能做出确定诊断，即使无症状，在呈增大趋势等不能否定恶性肿瘤的可能性的情况下，以及引起贫血等某种检查值异常的情况下，作为诊断性治疗有必要考虑内镜治疗或外科治疗。

结语

本文报道了 1 例由于在 3 年的随访观察过程中呈增大的趋势而施行了内镜治疗，最终诊断为胃 IFP 的病例。

参考文献

[1]Helwig EB, Ranier A. Inflammatory fibroid polyps of the stomach. Surg Gynecol Obstet 96: 335–367, 1953.

[2]Konjetzny GE. Uber magenfibrome. Beitr Klin Chir 119: 53–61, 1920.

[3]Huss S, Wardelmann E, Goltz D, et al. Activating PDGFRA mutations in inflammatory fibroid polyps occur in exons 12, 14 and 18 and are associated with localization. Histopathology 61: 59–68, 2012.

[4]Ricci R, Giustiniani MC, Gessi M, et al. Telocytes are the physiological counterpart of inflammatory fibroid polyps and PDGFRA–mutant GISTs. J Cell Mol Med 22: 4856–4862, 2018.

[5]岸本秀雄．胃炎症性類線維ポリープ．消化管症候群 上—日臨別冊領域別症候群．日本臨牀社，pp 345–347, 1994.

[6]小林広幸，渕上忠彦，堺勇二，他．消化管炎症性類線維ポリープ（IFP）の診断と治療．胃と腸 39: 640–646, 2004.

[7]平澤俊明，藤崎順子，河内洋．これは過形成性ポリープ？ 臨消内科 33: 457–461, 2018.

[8]長南明道，望月福治，池田卓，他．内視鏡的に切除された胃のInflammatory Fibroid Polyp（IFP）9例の検討．

Gastroenterol Endosc 30: 1504–1509, 1988.

[9]山邉和生，荻野信夫，小川法次，他．巨大な胃 Inflammatory fibroid polypの1例—本邦報告例138症例の集計および検討．日臨外会誌 51: 1972–1975, 1990.

[10]石橋英樹，阿部光市，二村聡．非腫瘍性疾患：IFP（inflammatory fibroid polyp）．胃と腸 50: 818–820, 2015．．

[11]小澤俊文，和知栄子．胃炎症性類線維ポリープの多彩な内視鏡所見—診断のポイント．胃と腸 52: 1324–1330, 2017.

[12]池宮城秀和，片岡幹統，鈴木伸治，他．ESDにて病理診断した胃炎症性類線維ポリープ（IFP）の1例．Pro Dig Endosc 83: 110–111, 2013.

[13]西出憲史，滝沢耕平，小野裕之，他．経過観察中に増大傾向を認めた胃炎症性類線維ポリープの1例．胃と腸 48: 98–105, 2013.

[14]多田俊史，瀧able和雄，菅本常夫，他．貧血が診断の契機となった巨大な胃炎症性類線維ポリープの1例．胃と腸 40: 1703–1707, 2005.

Summary

Follow–up Observation of Gastric Inflammatory Fibroid Polyp, Report of a Case

Eisuke Nakao[1], Toshiaki Hirasawa,
Hiroshi Kawachi[2], Yoshitaka Tokai[1],
Ken Namikawa, Shoichi Yoshimizu,
Yusuke Horiuchi, Akiyoshi Ishiyama,
Toshiyuki Yoshio, Tomohiro Tsuchida,
Junko Fujisaki

Upper gastrointestinal radiographic screening performed in a woman in her 70s showed abnormal findings in the stomach. An EGD（esophagogastroduodenoscopy）revealed a 15–mm, sharp, rising submucosal tumor with constriction at the grater curvature of the stomach. We could not establish a definite diagnosis using the specimens collected from the reddish depression at the top of the lesion. An EGD performed after 3 y showed that the lesion had grown in size ; therefore, endoscopic submucosal dissection was performed, and the lesion was diagnosed as an IFP（inflammatory fibroid polyp）. A definite diagnosis of IFP is rarely achieved with biopsy ; therefore, endoscopic or surgical resection is required when malignancy cannot be ruled out.

[1]Departments of Gastroenterology, Cancer Institute Hospital, Japanese Foundation for Cancer Research, Tokyo.

[2]Departments of Pathology, Cancer Institute Hospital, Japanese Foundation for Cancer Research, Tokyo.

能够回顾性分析形态变化的 1 例源自增生性息肉的胃癌

工藤 哲司 [1]

平川 克哉

近藤 雅浩 [1,2]

内海 聪志 [1]

吉原 崇正

横手 章人

野村 亚贵子

秋吉 大辅

北原 大地 [3]

西山 宪一

堀江 英亲 [4]

青柳 邦彦 [1]

鸟巢 刚弘 [2]

摘要●患者为60多岁的女性。10年前被指出在胃体下部大弯处有息肉，以增生性息肉的诊断随访观察中。3年前施行了幽门螺杆菌除菌治疗后，在息肉的肛侧出现伴有不规则凹陷的平坦隆起，经活检被诊断为高分化腺癌，到笔者所在科室就诊。施行了ESD，在肛侧见有类似于增生性息肉组织结构的超高分化腺癌和与其连续的中分化～低分化腺癌。免疫组织化学染色均为MUC5AC阳性，提示是增生性息肉的癌变。由于伴有黏膜下浸润和淋巴管浸润，施行了追加手术，但未发现局部残留和淋巴结转移。当回顾性分析内镜表现时，在最近的一年内增生性息肉缩小，癌的区域增大。

关键词   胃增生性息肉   癌变   胃癌   幽门螺杆菌   除菌

[1] 福冈赤十字病院消化器内科   〒815-8555 福冈市南区大楠3丁目1-1
     E-mail : t-kudo@fukuoka-med.jrc.or.jp
[2] 九州大学大学院医学研究院病態機能内科学
[3] 福冈赤十字病院病理诊断科
[4] 小国公立病院外科

前言

胃增生性息肉是日常诊疗中常见的非肿瘤性病变。在组织病理学上，是间质呈慢性活动性炎症、水肿、肉芽组织增生，小凹上皮呈伴有延长、分支、扩张的增生性改变的病变，多为发红的带蒂或亚蒂性息肉的肉眼形态。据报道，胃增生性息肉发生于由幽门螺杆菌（*Helicobacter pylori*）感染引起的萎缩性胃炎为背景的黏膜上，通常缓慢发育、增大，经除菌治疗后可缩小甚至消失。另一方面，也有增生性息肉发生癌变的报道，认为需要慎重对待。

此次因为笔者经治了1例在增生性息肉的随访观察中合并癌，并且能够回顾性分析形态变化的病例，故在此进行报道。

病例

患　者：60多岁，女性。

主　诉：无。

既往史：高血压病。

生活史：不饮酒，不吸烟。

家族史：无特殊。

现病史：10年前在上消化道内镜检查（esophagogastroduodenoscopy，EGD）中，指出在胃体下部大弯处有隆起性病变，经活检诊断为增生性息肉。此后，一直在随访观察中，但在 X-3 年施行了幽门螺杆菌除菌治疗。在 X 年5月的活检中诊断为高分化腺癌，被介绍到笔者所在医院就诊。

身体一般检查   无特殊。

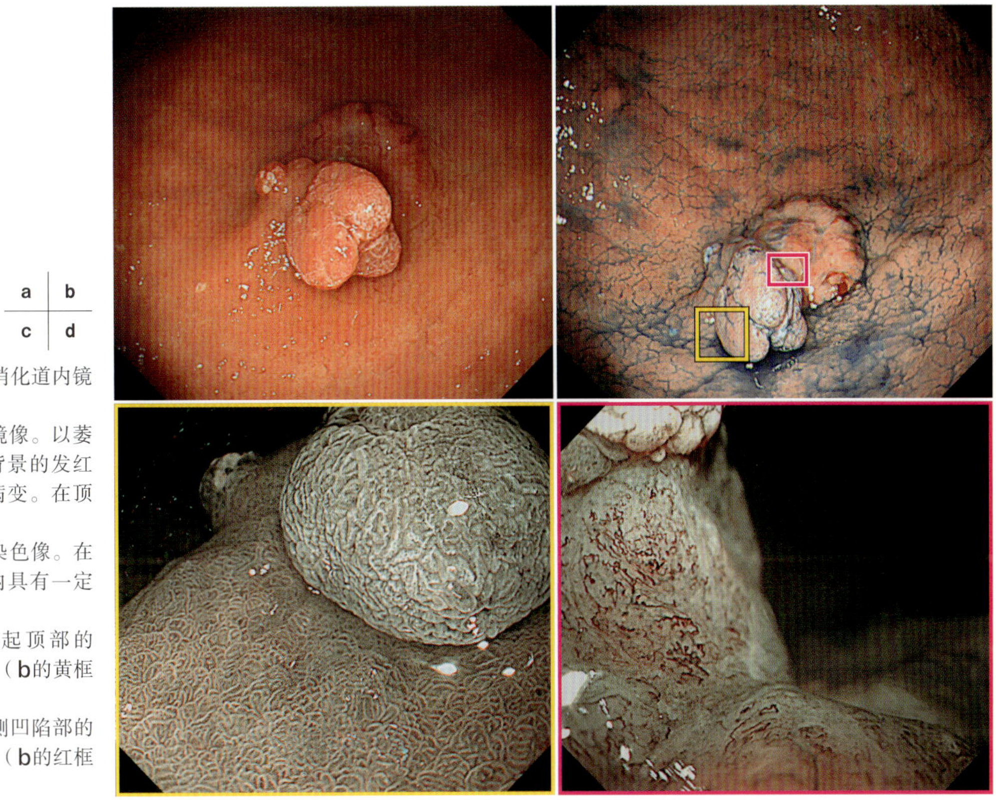

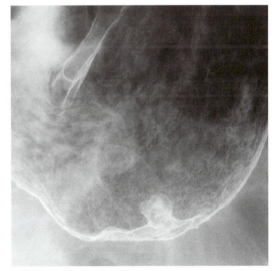

图1 上消化道内镜表现

a 常规内镜像。以萎缩黏膜为背景的发红的隆起性病变。在顶部呈白色。

b 靛胭脂染色像。在肛侧凹陷内具有一定的厚度。

c 口侧隆起顶部的NBI放大像（**b**的黄框部）。

d 隆起肛侧凹陷部的NBI放大像（**b**的红框部）。

住院时检查结果 Hb 13.6 g/dL，无贫血。CEA 3.0 ng/mL，CA19-9 2.7 U/mL，血清抗幽门螺杆菌抗体阴性（E平板法小于3 U/mL）。

EGD表现 背景黏膜延伸至前庭部～胃体部的开放性萎缩性胃炎，认为是与除菌后状态相符合的表现。在胃体下部大弯处见有隆起性病变，在白光观察下口侧为分叶状或结节状，以顶部为中心呈白色（**图1a**），在肛侧连续出现低矮的隆起，在其表面见有不规则的凹陷（**图1b**）。在窄带成像（narrow band imaging，NBI）联合放大观察中，病变与周围黏膜的边界清晰，判断为有分界线（demarcation line）。口侧隆起基部的表面微结构由褐色的窝间部、小凹边缘上皮、狭缝状腺开口部构成，窝间部整体呈褐色，微血管结构像未能辨识。在口侧隆起的顶部见有白色的不透明物质（white opaque substance，WOS），不能辨识窝间部的微血管结构像，乳头状的表面微结构略不规则性排列，不均一性很明显（**图1c**）。

图2 上消化道X线造影像

另外，肛侧凹陷部的表面微结构为无定形结构，微血管结构像为弯曲、蛇形的口径不同、形状不均一的血管（**图1d**），为与癌不矛盾的表现。

上消化道X线造影表现 在仰卧位双重造

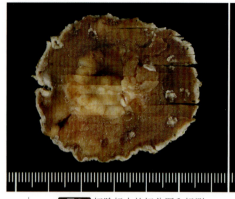
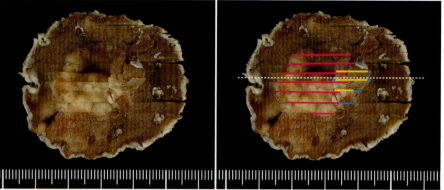

图3 切除标本的切分图和标测
a 切除标本的切分图。
b 切除标本的标测。病变由口侧的高隆起（A区）和肛侧伴有凹陷的平坦隆起（B区）构成。黄线部为超高分化腺癌，红线部为中分化至低分化腺癌，蓝线部由小凹型增生性上皮构成。虚线是包括A、B区在内的切分线。

影像中，在胃角部大弯扫描出侧面像，伸展性被保持（**图2**）。

根据以上的临床经过和影像学表现，诊断为源于增生性息肉的早期胃癌。由于肛侧隆起在不规则表现明显的凹陷部伴有一定的厚度，提示为SM浸润。但在X线造影侧面像中保持有伸展性，在CT中未能指出提示转移的表现，在充分知情同意的基础上，作为整块活检（total biopsy）施行了内镜黏膜下剥离术（endoscopic submucosal dissection，ESD）。

切除标本的肉眼表现 切除标本的大小为38 mm×31 mm，病变由口侧的高隆起（A区）和肛侧伴有凹陷的平坦隆起（B区）构成（**图3**）。

组织病理学表现（HE染色） 包括A区和B区的剖面的微距像如图4a所示。A区高隆起的口侧（**图4a**，蓝线部分）相当于**图1c**的隆起附着的基部，可以观察到非肿瘤性的增生性上皮成分（**图4b**）。A区高隆起的顶部相当于**图1c**，见有腺管不规则分支等结构异型（**图4c**）、细胞核的极性紊乱、轻度的核异型以及核分裂相（**图4d**），诊断为超高分化腺癌。另外，可以确认腺癌和增生性上皮共享腺管而过渡的部位（**图4e**），认为与增生性息肉的癌变并不矛盾。B区的组织学表现为异型性明

显的中分化~低分化腺癌（**图4f**）。在凹陷处见有向黏膜下的浸润，并伴有淋巴管浸润（**图4g**）。

免疫组织化学染色表现 对非肿瘤性增生性上皮、超高分化腺癌、中分化~低分化腺癌的各成分进行了免疫组织化学染色，染色结果分别为：MUC5AC和MUC6为（+/+/+），MUC2和CD10为"－/局部阳性/局部阳性"，为混合型的黏液表型表达（**图5**）。

最终组织病理学诊断为：高分化~低分化腺癌伴有增生性小凹上皮（well to poorly differentiated adenocarcinoma with hyperplastic foveolar epithelium），0－Ⅱc＋Ⅱa＋Ⅰ型，tub2＞por2＞tub1，pT1b2（SM2，约1,000 μm），pUL0，Ly（+，SM），V0，pHM1，pVM0。

垂直切缘为阴性，但由于在边缘部见有淋巴管浸润，判断为水平切缘阳性。虽然施行了追加手术，但在摘除的标本中未发现局部残留和淋巴结转移。

EGD表现的回顾性分析 3年前的内镜表现为：以萎缩性胃炎为背景，在胃体下部大弯处见有沿着长轴方向的多发性息肉，为口侧和肛侧相连的亚蒂性息肉。近距离在非放大观察下，在可辨识的范围内表面结构未见明显的不

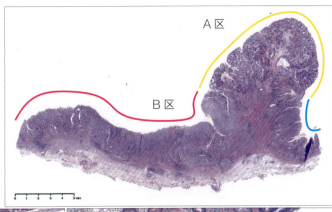

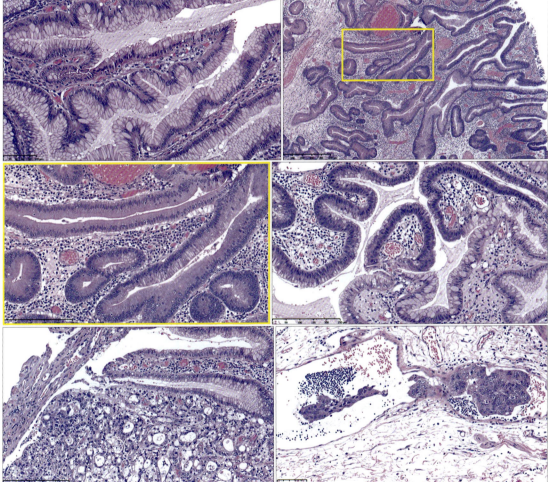

	a	
b		c
d		e
f		g

图4 组织病理像（HE染色）

a 图3b的虚线部剖面的微距像。

b a的蓝线区的高倍放大像。见有小凹型增生性上皮。

c a的黄线区的中倍放大像。呈不规则分支的肿瘤腺管。

d c的黄框部高倍放大像。超高分化腺癌

e 高分化腺癌和增生性上皮的过渡部呈共用腺管分布。

f a的黄线区和红线区交界部的高倍放大像。在红线区一侧见有中分化 ~ 低分化腺癌。

g 黏膜下层的高倍放大像。见有淋巴管浸润。

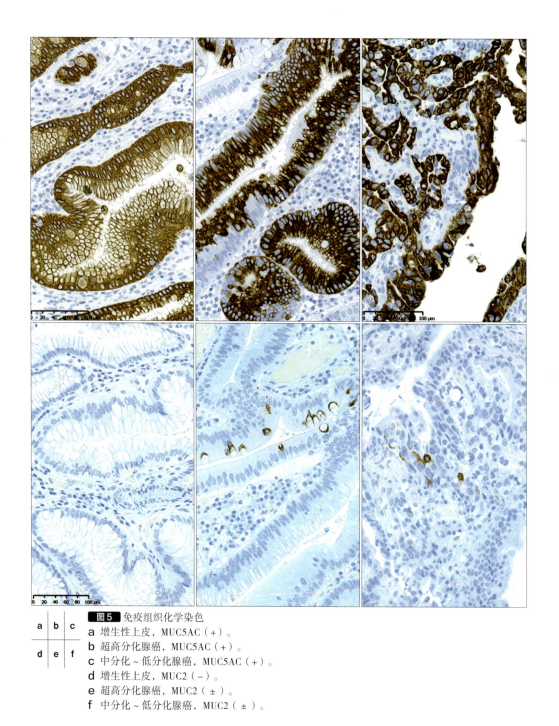

图5 免疫组织化学染色

a	b	c
d	e	f

a 增生性上皮，MUC5AC（+）。
b 超高分化腺癌，MUC5AC（+）。
c 中分化~低分化腺癌，MUC5AC（+）。
d 增生性上皮，MUC2（−）。
e 超高分化腺癌，MUC2（±）。
f 中分化~低分化腺癌，MUC2（±）。

规则表现（**图6a**）；在长轴方向上相连的两个隆起的基部被认为是分开的（**图6b**）。另外，4年前从口侧隆起的远端基部、3年前从肛侧隆起的基部分别施行了活检，均为增生性息肉的组织病理学诊断。之后施行了幽门螺杆菌除菌治疗。1年前的内镜表现（**图6c**）为：口侧的隆起给人以略缩小的印象，虽然未施行活检，但表面已经出现白色变化。当与诊断癌时的内镜表现相比较时，可以观察到在最近的1年间有较大的形态变化，口侧高隆起的增生性息肉

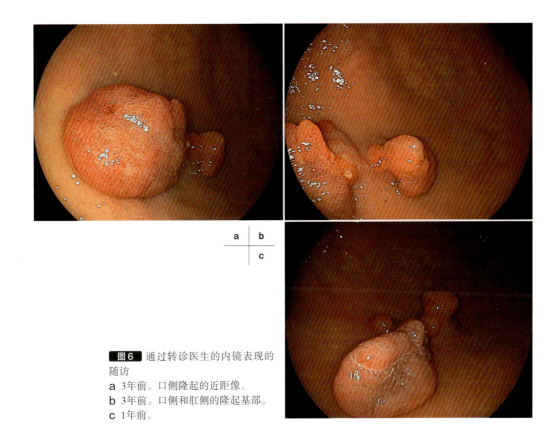

图6 通过转诊医生的内镜表现的随访

a 3年前。口侧隆起的近距像。
b 3年前。口侧和肛侧的隆起基部。
c 1年前。

区缩小，而在癌变区的肛侧则癌在增大，认为是肛侧的增生性息肉缩小了。

讨论

关于胃良性息肉的癌变，有3点是必需的：①在同一息肉内共存良性部分和恶性部分；②良性部分具备说明这种病变的前身是良性息肉的充分条件（广度）；③恶性部分是见有向间质和黏膜下的浸润，或者对于诊断癌来说具有充分的细胞异型和结构异型。笔者所经治的这个病例在诊断癌之前有10年的临床经历，在多次活检中被诊断为增生性息肉。虽然癌的发生时间不明，但在诊断时口侧高隆起为非肿瘤性增生性息肉和超高分化腺癌共存，并且可以确认超高分化腺癌和非肿瘤性增生性上皮共享腺管的过渡部位。另外，在癌的肛侧见有高度异型的中分化～低分化腺癌，伴有黏膜下浸润和脉管浸润，对癌的诊断没有异议。另外，在免疫组织化学染色中，在增生性上皮成分和癌成分，胃型黏液表型的MUC5AC和MUC6均呈弥漫性强阳性，而肠型表型的MUC2和CD10仅在癌区局部呈阳性。据Yao等报道，在增生性息肉的癌变病例中，与非癌部相比，在癌变区肠型表型的表达率更高。根据以上临床经过和组织病理学表现，认为笔者所经治病例与增生性息肉的癌变并不矛盾。

在增生性息肉的癌变病例中，组织类型以高分化腺癌为多。根据笔者所经治的这个病例伴有中分化～低分化腺癌的区域，并且与类似于增生性息肉的超高分化腺癌相连续存在，以及源于增生性息肉的低分化腺癌也是极少数的报道，推测是在癌发育增大的过程中出现了低分化腺癌。但是，关于中分化～低分化腺癌的区域，除了口侧的增生性息肉的癌变区域以外，不能排除在邻近黏膜发生了与增生性息肉无关的癌的可能性。

文献报道在胃增生性息肉中有 2% 左右可以观察到癌变，在随访观察时应该注意。作为癌变病例的特征，据报道有表面的粗大颗粒状结构、凹陷、白色黏液附着及出血、病变的增大及形态变化、凹凸不规则变得明显、NBI 联合放大观察下表面微结构不规则等。另外，上山等报道了在增生性息肉的癌变部位出现了 WOS 的病例，并指出可以作为疑为伴有肠型表型的癌变的表现。笔者所经治的这个病例也在诊断的 1 年前发现被认为是 WOS 的白色黏膜，认为应该进一步积累病例进行研究。

一般认为增生性息肉通过幽门螺杆菌除菌可以缩小甚至消失，除体积大的和伴有出血的病变，以及不能否定并存癌的病变以外，除菌疗法被认为是首选。另一方面，也有很少在除菌后伴有形态变化而被诊断为癌的病例报道，也有可能增生性成分的缩小或消退与形态变化有关。笔者所经治的这个病例虽然通过除菌后 3 年的随访被诊断为癌，但在最近的 1 年内增生性息肉缩小，癌的区域增大。虽然不能确定癌是发生于除菌治疗前还是发生于除菌后，但不管怎样，在除菌后都应该密切进行随访观察。

结语

虽然增生性息肉是日常诊疗中常见的病变，但因为其有癌变的可能性，需要密切地进行随访观察。

参考文献

[1]八尾隆史，三富弘之，日高康博，他．胃ポリープの病理学的分類・鑑別診断と臨床的意義．胃と腸 47：1192-1199，2012.

[2]大草敏史，堀内洋志，荒川廣志，他．胃ポリープの自然史と malignant potential—腺窩上皮型過形成性ポリープ．胃と腸 47：1216-1226，2012.

[3]Hizawa K, Fuchigami T, Iida M, et al. Possible neoplastic transformation within gastric hyperplastic polyp. Application of endoscopic polypectomy. Surg Endosc 9: 714-718, 1995.

[4]中村卓次．胃ポリープの悪性変化—病理組織学的分類との関連．胃と腸 3：737-747，1968.

[5]Yao T, Kajiwara M, Kuroiwa S, et al. Malignant transformation of gastric hyperplastic polyps: alteration of phenotypes, proliferative activity, and p53 expression. Hum Pathol 33: 1016-1022, 2002.

[6]上山浩也，八尾隆史，松本健史，他．胃過形成性ポリープの癌化例．胃と腸 53：1522-1528，2018.

[7]今井昭人，小山田裕一，和田誠，他．胃過形成性ポリープより発生した早期低分化腺癌の1例．Gastroenterol Endosc 47: 1096-1100, 2005.

[8]Daibo M, Itabashi M, Hirota T. Malignant transformation of gastric hyperplastic polyps. Am J Gastroenterol 82: 1016-1025, 1987.

[9]Horiuchi H, Kaise M, Inomata H, et al. Magnifying endoscopy combined with narrow band imaging may help to predict neoplasia coexisting with gastric hyperplastic polyps. Scand J Gastroenterol 48: 626-632, 2013.

[10]長南明道，望月福治，池田卓，他．胃過形成性ポリープの癌化例の検討．Gastroenterol Endosc 31: 344-351, 1989.

[11]稲邑克久，清家拓哉，高田佳子，他．Helicobacter pylori 除菌により0-I型から0-IIc型に形態変化を来した過形成性ポリープの癌化の1例．ENDOSC FORUM digest dis 32: 7-11, 2016.

Summary

Gastric Cancer with Hyperplastic Foveolar Epithelium, Report of a Case

Tetsuji Kudo[1], Katsuya Hirakawa, Masahiro Kondo[1, 2], Satoshi Utsumi[1], Takamasa Yoshihara, Akihito Yokote, Akiko Nomura, Daisuke Akiyoshi, Daichi Kitahara[3], Kenichi Nishiyama, Hidechika Horie[4], Kunihiko Aoyagi[1], Takehiro Torisu[2]

A 60s woman was diagnosed with pedunculated hyperplastic polyps in the greater curvature of the gastric body 10 years earlier. She had been undergoing a follow-up study by EGD. Three years after *H. pylori* eradication therapy, an endoscopic examination showed morphological changes in the polyp. The biopsy specimen demonstrated a well-differentiated adenocarcinoma, and the patient was referred to our hospital. Histopathological examination after ESD revealed a well-to-poorly differentiated adenocarcinoma with hyperplastic foveolar epithelium. Additional surgery was performed because severe lymphatic and submucosal invasion were observed. A retrospective review of the endoscopic findings showed that the hyperplastic polyps had shrunk and the cancerous area had increased after the eradication therapy. Hyperplastic polyps require careful observation considering their malignant transformation even after successful eradication of *H. pylori*.

[1]Department of Gastroenterology, Japanese Red cross Fukuoka Hospital, Fukuoka, Japan.

[2]Departments of Medicine and Clinical Science, Graduate School of Medical Sciences, Kyushu University, Fukuoka, Japan.

[3]Department of Pathology, Japanese Red cross Fukuoka Hospital, Fukuoka, Japan.

[4]Department of Surgery, Oguni Municipal Hospital, Kumamoto, Japan.

编辑后记

小林 广幸　福冈山王医院消化内科

在消化道各处（食管～肛管）可发生各种类型的非肿瘤性息肉。有局限于一个脏器发生的息肉［如食管纤维血管性息肉（fibrovascular polyp）、十二指肠 Brunner 腺增生等］，也有横跨多个脏器发生的息肉［如炎性纤维样息肉（inflammatory fibroid polyp，IFP）、（Peutz-Jeghers 型息肉，PJP）等］。最近数年，虽然本系列图书以"希望大家了解的……病变（疾病）"或者"罕见的……病变（疾病）"为主题，就消化道各脏器策划了多本书，但其中绝大部分是以肿瘤性疾病为主体，而属于此次主题的疾病的相关图书几乎未曾被出版过。作为本系列以非肿瘤性息肉为主题的图书，近年来有 2012 年的《胃息肉的意义及鉴别》，2013 年的《结肠非肿瘤性息肉的全部》，与肿瘤性疾病（以腺瘤为代表的良性病变和腺癌等恶性病变）相比，由于也有不少在活检中被否定肿瘤性而可以随访观察的病变，因此切实感到有很多虽然是无症状性的病变，但对临床医生来说是不可轻视的病变。因此，本书就迄今为止几乎没有被提及的上消化道的非肿瘤性息肉（也包括食管和十二指肠的罕见疾病在内），请执笔者展示和解说各疾病的内镜表现（特征）和与之相对应的组织病理学表现（也包括判断为非肿瘤性病变的组织学根据），以期加深读者对鉴别诊断肿瘤性息肉的内镜表现的理解。

首先，在食管，如新井医生的论文所提示的那样，呈隆起（息肉）的非肿瘤疾病本身很少，而且在病理学上也有食管纤维血管性息肉等非常罕见的病变，如果能够将其好发部位和特征性的内镜形态铭记于脑海中，由于呈类似的形态和组织病理学表现的肿瘤性息肉很少，鉴别则不成问题。新井医生的论文中所展示的病变可以说是非常宝贵的病例。另外，在伴于胃食管反流病而发生于食管胃结合部区域的非肿瘤性（炎症性）息肉，在活检病理组织中有不少可以观察到反应性的核异型，也有不少与非上皮性肿瘤、恶性肿瘤等之间的鉴别比较困难。如化脓性肉芽肿（pyogenic granuloma，PG）（主题病例栏目；竹内医生的论文），大概有必要积累 NBI 放大观察表现方面对肿瘤的鉴别有用的指标。

关于胃的非肿瘤性息肉，除了在日常临床中消化内镜医生经常遇到的代表性的胃底腺息肉和由于幽门螺杆菌除菌和感染率下降而在减少的增生性息肉外，还简单易懂地解说了近年来备受关注的呈树莓样形态的小凹上皮型增生性息肉，以及罕见的错构瘤性幼年性息肉、IFP、异位胰腺、黏膜下异位胃腺等典型病例的内镜特征（图像），也包括其组织病理学表现（入口医生的论文）。另一方面，从组织病理学的角度（伴医生的论文），将这些疾病大体分为以上皮性变化为主的病变和以黏膜下为主的肿瘤性病变两大类，阐释包括背景黏膜在内的病变的组织病理学表现的构成是如何被反映到整个病变的形态中的，大概会有助于与其他肿瘤性疾病之间的鉴别诊断。另外，在 IFP 中也有或快速增大或呈形态变化，与恶性肿瘤之间的鉴别成为问题的病例（主题病例栏目；中尾医生的论文），需要注意。

在十二指肠病变中，就最常遇到的异位胃黏膜（胃上皮化生）、Brunner腺增生，辻医生的论文从临床方面，九嶋医生的论文从病理学方面，通过位于背景上的正常十二指肠黏膜的组织学总论，简单易懂地进行了介绍。这些病变大多是表面黏膜被胃上皮化生（胃黏膜）所覆盖，由于在活检中组织病理学表现也类似，因此对好发部位和隆起形态、腺开口部，包括通过放大观察和超声检查的内镜表现等在内，需要进行综合性的鉴别。其他方面，对于淋巴管瘤（淋巴管扩张症）、比较罕见的也发生于胃的异位胰腺和IFP，以及更罕见的PJP和黏膜－黏膜下拉长型息肉（muco-submucosal elongated polyp）等疾病，本书也展示了相关的内镜和组织病理学的典型图像。

另外，在这些非肿瘤性病变中，也有不少具有肿瘤样病变的一面。PG也被称为分叶状毛细血管瘤（lobular capillary hemangioma），以前本来就认为其是胃的增生性息肉的癌变（主题病例栏目；工藤医生的论文），而十二指肠的异位胃黏膜和Brunner腺增生被认为是十二指肠癌的发源地之一。今后还需要研究胃的树莓样小凹上皮型增生性息肉和小凹上皮型黏膜内癌之间的相关性。希望大家以本书为契机积累病例，待阐明了此次所列举的非肿瘤性息肉向癌转变的临床病理学机制之后，本系列可再次策划出版相关的图书。

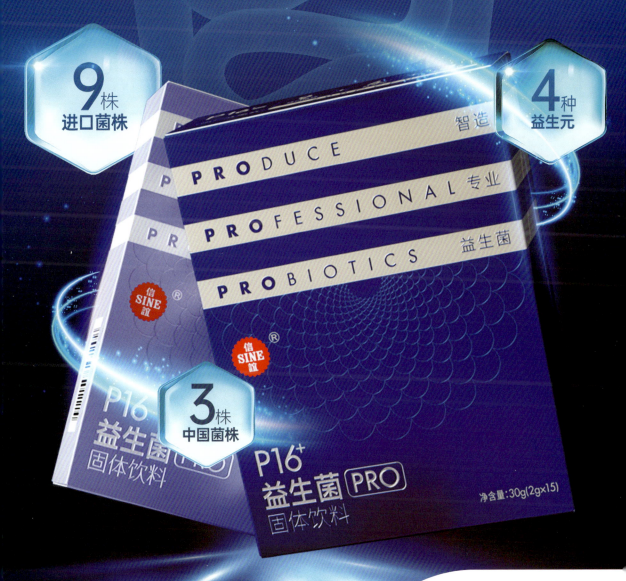
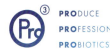

国药准字Z33020174
浙药广审（文）第250401-00420号

养胃颗粒
YANGWEI KELI

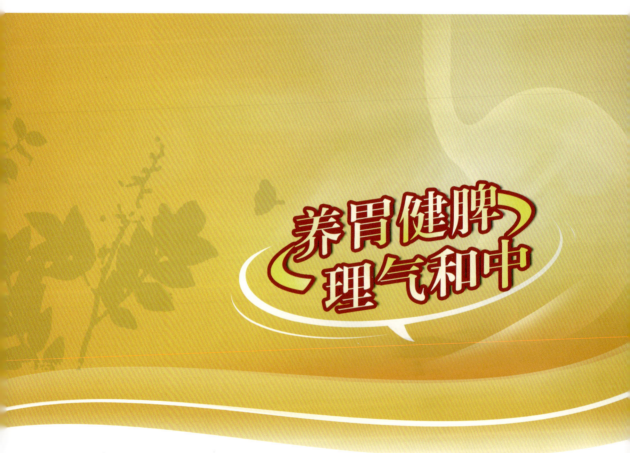

养胃健脾
理气和中

> ## 用于

· 脾虚气滞所致的胃痛，症见胃脘不舒　· 胀满疼痛

· 嗳气食少　· 慢性萎缩性胃炎见上述证候者。

【成分】炙黄芪、党参、陈皮、香附、白芍、山药、乌梅、甘草。

【禁忌】本品不宜与含有藜芦、海藻、京大戟、红大戟、甘遂、芫花成分的中成药同用。

【不良反应】应用本品时可能出现腹泻、恶心、呕吐、腹痛、皮疹、瘙痒等不良反应。

请按药品说明书或者在药师指导下购买和使用

广告

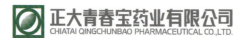

正大青春宝药业有限公司
CHIATAI QINGCHUNBAO PHARMACEUTICAL CO.,LTD.